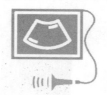

妇产科

住院医师规范化培训OSCE考核案例

主　编　李　洁

副主编　顾　宁　王慧焱

编　委　方　婧　卢先艳　朱湘玉

　　　　李　荣　李　强　吴　婵

　　　　肖镇冬　郑明明　周　燕

U0333254

K 江苏凤凰科学技术出版社 · 南京

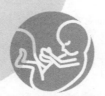

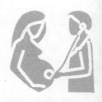

图书在版编目（CIP）数据

妇产科住院医师规范化培训OSCE考核案例 / 李洁
主编. -- 南京：江苏凤凰科学技术出版社，2022.7
　　ISBN 978-7-5713-2828-3

　Ⅰ.①妇… Ⅱ.①李… Ⅲ.①妇产科病 – 诊疗 – 资格
考试 – 自学参考资料 Ⅳ.①R71

　　中国版本图书馆CIP数据核字（2022）第038713号

妇产科住院医师规范化培训OSCE考核案例

主　　　编	李　洁	
责 任 编 辑	刘玉锋	
责 任 校 对	仲　敏	
责 任 监 制	刘　钧	

出 版 发 行	江苏凤凰科学技术出版社	
出版社地址	南京市湖南路 1 号 A 楼，邮编：210009	
出版社网址	http://www.pspress.cn	
制　　　版	南京新华丰制版有限公司	
印　　　刷	南京新洲印刷有限公司	

开　　　本	710mm×1 000mm　1/16	
印　　　张	9.25	
插　　　页	2	
字　　　数	200 000	
版　　　次	2022年7月第1版	
印　　　次	2022年7月第1次印刷	

标 准 书 号	ISBN 978-7-5713-2828-3	
定　　　价	78.00元	

图书如有印装质量问题，可随时向我社印务部调换。

序

　　住院医师规范化培训（以下简称"住培"）是医学生毕业后教育的主要内容，在欧美等医学教育发达国家已有约 100 年的历史，对医师的快速成长，保证规范化诊疗、医疗质量和安全，提高患者体验度等方面具有重要意义。国际先进的住培模式强调核心能力的培训，其目的是循序渐进地培养有岗位胜任力和独立行医能力的合格住院医师。2013 年，原国家卫计委等七部委联合出台《关于建立住院医师规范化培训制度的指导意见》，标志着我国住院医师规范化培训的国家制度的建立和推行。目前，全国已有住院医师规范化培训国家级基地近千家，培训住院医师近 30 万人次，基地带教师资近 10 万人。

　　南京鼓楼医院早在 1990 年就开展本科毕业生 5 年住院医师规范化培训，是江苏省卫生厅首批试点单位，于 2014 年成为原国家卫计委首批住院医师规范化培训基地。目前拥有包括妇产科在内的 25 个国家级住院医师规范化培训基地和专科医师规范化培训基地。医院师资力量雄厚，住培保障体系完善，并与美国约翰霍普金斯大学合作，构建了基于岗位胜任力的"鼓医住培体系"，有力带动和促进了全院的教学建设和发展。

　　近年来，国家开始在医师规范化培训中采用客观结构化临床考试（OSCE）的新模式。1975 年，这一模式始于英国邓迪大学（University of Dundee），通过模拟临床场景来测试医学生的临床能力，同时也是一种知识、技能和态度并重的临床能力评估的方法。考生通过一系列事先设计的考试站点进行实践测试，测试内容包括标准化病人（Standardized Patients，简称"SP"）、在医学模拟人上实际操作、临床资料的采集、文件检索等。OSCE 避免了传统考试的偶然性和变异性，减少了主观性，充分发挥了考试的功能，在医师规范化培训实践技能考试中的运用逐步受到广泛的认可。

　　南京鼓楼医院妇产科是江苏省共建国家区域医疗中心的牵头建设单位，于 2006 年成为原卫生部首批专科医师培训基地，于 2014 年成为国家级住院医师规范化培训基地。妇产科住培基地具有完善的 360 度评价体系的住培模式，住培年度考核合格率和首次参加住培结业考核通过率达100%，多次在各类医师规范化培训临床技能竞赛中获得团队和个人奖项。由于妇产科临床实践操作的特殊性，使得 OSCE 模式在国内这一学科领域的运用还处于比较初级的阶段，也缺乏专门的教材。为适应我国医学教育飞速发展的需要，推进 OSCE 模式在妇产科医师规范化培训中的应用，进一步提高医师规范化培训的质量，我院李洁教授牵头编写了这本《妇产科住院医师规范化培训 OSCE 考核案例》。本书共分两个部分，包含妇产科 OSCE 中常见的 38 个案例，每一个案例都包含指令、SP 信息、问题等各个环节，并对答案和评分标准做了详细的解析。书后还附上了案例相关图例，图文并茂、生动直观。本书的出版是南京鼓楼医院妇产科专家编委们不辞辛劳、团结协作、精心编撰的结晶，在编写过程中，李洁教授作为主编，为保证本教材的质量付出了大量的时间和精力，在此致以诚挚的感谢和敬意。

本书除供妇产科住院医师规范化培训带教老师和学员使用外，也可以作为广大妇产科医师更新知识，提高临床工作能力及教学能力的重要参考书籍。希望本书对各位读者能有帮助，更希望广大教师和学员在使用中对我们的不足提出宝贵意见，以期不断提高南京鼓楼医院的教学工作水平。

穆耕林

2021 年 12 月

前 言

　　住院医师规范化培训是毕业后医学教育的重要内容之一，包括病人关爱、医学知识、专业精神、人际和沟通技能、基于实践的学习与改进以及基于系统实践的六大核心能力培养的培训模式，旨在提升住院医师的岗位胜任力。国家住院医师规范化培训标准细则中对规培中涉及的病种、技能操作和手术种类等做了数量上的要求，而学习的质量如何，则需要进行评价，评价的结果有利于教学者全面掌握住院医师培训学习的动态效果，发现问题，查找原因，及时针对性地解决问题、改进培训方法。

　　住培教学中的评价方法很多，考核是结果评价的一种形式。不同考核者对住院医师岗位胜任力的认识存在理解和判断上的差异，就有可能在考核时出现一定的偏向性和随意性，从而导致考核效果客观说服力不足，故亟需客观、有效的评价方法。

　　客观结构化临床技能考核（Objective Structured Clinical Examination，OSCE）是评估临床能力的一种较为标准化的考核方法，根据设计好的案例，模拟真实医疗环境中接诊情景，要求受试者多站点执行某项医疗工作。OSCE 不是某种具体的考核方法，只是提供一种客观的、有序的、有组织的考核框架，每个教学单位可根据自己的教学大纲和实际情况在案例中设计具体考核内容。

　　南京鼓楼医院妇产科是国家级住院医师规范化培训基地，多年的基地建设，我们形成了自己特色的教学和评价体系。自 2015 年开始，我们尝试将 OSCE 模式运用在妇产科住培教学中，并在实践中不断改进。此次我们组织核心教员精心汇编常用案例，与同道分享，希望为提升妇产科住院医师规范化培训质量贡献自己的力量。

　　全书分为妇科和产科两个部分，包括妇产科临床中的常见病多发病、抗生素应用、静脉血栓防治、专科用血和医患沟通等 38 个案例，考核项目包括病史采集、体格检查、诊断与鉴别诊断、治疗方案、医患沟通和临床操作等多个方面。编写过程中，力图体现知识实用性、科学性和先进性，突出诊疗思维考核的关键点。

全书语言精练，条理清晰，并配有标准化的考核评分表便于应用。

本书不仅适用于妇产科住院医师规范化培训的考核，也适合其他的妇产科相关教学考核，还可以此类推，设计妇产科其他病种的考核内容。

衷心感谢所有参与本书编写的老师们，感谢张燕老师在此书筹备、编写和修稿过程中的辛苦沟通协调，还要感谢对本书给予关心、帮助和支持的同志们。

由于编者水平有限，本书可能还存在诸多不足之处，我们真诚希望广大从事妇产科临床教学的老师们批评指正，以便我们再版时修正。

李　洁

2021 年 12 月

目 录

第一部分 妇 科

第二部分 产 科

第一部分

妇科

一、外阴阴道常见炎症

（一）外阴阴道假丝酵母菌病
（vulvovaginal candidiasis，VVC）

【住院医师指令】

某医院妇产科的住院医师，今天在门诊值班，进来一位中年女性，请完成问诊、查体，并回答患者的提问。

【标准化患者（SP）信息】

46 岁已婚女性，外阴瘙痒、灼痛 3 天，查体：生命体征平稳，其余正常。妇科检查：同下。既往体健，有糖尿病病史，1-0-1-1，25 岁结婚，丈夫健康，无不良嗜好。无特殊家族史。

妇科检查：小阴唇内侧附着有白色膜状物；阴道通畅，黏膜弥漫性充血，见多量白色稠厚豆渣样分泌物；宫颈轻度糜烂；子宫正常大小，无压痛；双附件未触及异常；行白带常规检查，菌丝（+）。

希望医生帮助解决以下问题：目前的详细病情情况；为什么出现这种情况；下一步如何处理？

【问题】

第一年规培住院医师（PGY1）：

问题 1. 该病诊断是什么？常见发病诱因是什么？

问题 2. 如何治疗？

第二、三年规培住院医师（PGY2、PGY3）：

问题 3. 妊娠合并 VVC 该如何治疗？

问题 4. 什么是 RVVC？ RVVC 该如何治疗？

【评分标准】

序号	项目	评分细则	分值	得分	扣分原因
1	病史采集（20分）	围绕症状询问，主诉总结规范	5		
		详细询问诊疗过程	10		
		详细询问既往史、婚育史 询问手术史、家族史、过敏史	5		

续表

序号	项目	评分细则	分值	得分	扣分原因
2	诊断（10分）	诊断正确	10		
3	诊断依据（10分）	诊断依据充分	10		
4	回答问题（30～60分）	每个问题15分，评分标准：准确回答15分基本正确10分部分错误5分完全不对0分	问题1		
			问题2		
			问题3		
			问题4		
5	医患沟通（20分）	语言通俗易懂	10		
		患者充分知情	5		
		住院医师具备同情心及爱伤观念	5		
	考官签名		总分		

备注：低年级可以回答高年级问题，按照能回答的问题累计分数。

【解析】

通过对患者的诊疗，评价住院医师对外阴阴道假丝酵母菌病（VVC）诊疗流程的熟悉程度。

根据病史、查体，可初步诊断：外阴阴道假丝酵母菌病（VVC）。

常见发病诱因有妊娠、糖尿病、大量应用免疫抑制剂及广谱抗生素等。

1. 外阴阴道假丝酵母菌病（VVC）的治疗：首要是消除诱因，根据患者情况选择局部或全身应用抗真菌药物。

（1）消除诱因：若有糖尿病应给予积极治疗；及时停用广谱抗生素、雌激素。勤换内裤，用过的内裤、盆及毛巾均应用开水烫洗。

（2）局部用药：可选用下列阴道用栓剂放于阴道内：①咪康唑栓剂；②克霉唑栓剂；③制霉菌素栓剂。

（3）全身用药：对不能耐受局部用药者、未婚女性及不愿采用局部用药者可选用口服药物。常用药物：氟康唑150mg，顿服。也可选用：伊曲康唑每次200mg，每日1次，连用3～5日；或采用1日疗法，每日口服400mg，分2次服用。对于单纯性VVC，全身用药与局部用药的疗效相似，治愈率80%～90%；对于复杂性VVC，如临床表现严重的VVC，不良宿主的VVC，无论局部用药还是口服药物，均应延长治疗时间，若为局部用药，延长至7～14

日；若为口服氟康唑 150mg，则 72 小时后加服 1 次。

（4）性伴侣的治疗：约 15% 的男性与女性患者接触后患有龟头炎，对有症状男性应进行假丝酵母菌检查及治疗，预防女性重复感染。无症状者无需治疗。

2. 妊娠期 VVC 的治疗：局部治疗为主，禁用口服唑类药物。可选用克霉唑栓剂、硝酸咪康唑栓剂和制霉菌素栓剂，以 7 日疗法效果好。

3. 复发性外阴阴道假丝酵母菌病（RVVC）：由于外阴阴道假丝酵母菌病容易在月经前复发，故治疗后应在月经前复查阴道分泌物。若治疗后临床症状及体征消失，真菌学检查阴性后又出现真菌学证实的症状称为复发，若一年 4 次或以上称 RVVC。

RVVC 的治疗：抗真菌治疗分为初始治疗及维持治疗。初始治疗若为局部治疗，延长治疗时间至 7～14 日；若口服氟康唑 150mg，则 72 小时后加服 1 次。常用的维持治疗，氟康唑 150mg，每周 1 次，共 6 个月；或克霉唑栓剂 500mg，每周 1 次，连用 6 个月；或伊曲康唑 400mg，每月 1 次，连用 6 个月。在治疗前应做真菌培养确诊，治疗期间定期复查监测疗效及药物副作用，一旦发现副作用，立即停药。

如果患者患有糖尿病，应充分告知消除诱因，控制血糖，注意个人卫生。告知假丝酵母菌为条件致病菌，寄生阴道，也可寄生于人的口腔、肠道，一旦条件适宜可引起感染，因此 VVC 主要是内源性感染，少部分通过性交直接传播，也可以通过接触感染的衣物间接传染。该菌对热的抵抗力不强，加热至 60℃ 1 小时即死亡，但对干燥、日光、紫外线及化学制剂等抵抗力较强。充分与患者沟通，掌握一定的沟通技巧，注意交流中要安慰患者，提供人文关怀。

（李　荣）

（二）滴虫性阴道炎
（trichomonal vaginitis，TV）

【住院医师指令】

某医院妇产科的住院医师，今天在门诊值班。进来一位年轻女性，请完成问诊、查体，并回答患者的提问。

【标准化患者（SP）信息】

26 岁已婚女性，阴道分泌物多伴外阴瘙痒 1 周，查体：生命体征平稳，其余正常。妇科检查：同下。既往体健，0-0-1-0，25 岁结婚，丈夫健康。无其他病史，无不良嗜好。无特殊家族史。

妇科检查：外阴（－）；阴道通畅，阴道后穹隆处见多量黄色稀薄泡沫状分泌物，阴道黏膜有多处散在红色斑点；宫颈光滑；子宫正常大小，无压痛；双附件未触及异常；行白带检查，滴虫（＋）。

【问题】

第一年规培住院医师（PGY1）：

问题 1. 该病诊断是什么？

问题 2. 如何治疗？

第二、三年规培住院医师（PGY2、PGY3）：

问题 3. 哺乳期和妊娠期如何治疗？

问题 4. 如何随访？治疗失败的患者该如何进一步治疗？有哪些注意事项？

【评分标准】

序号	项目	评分细则	分值	得分	扣分原因
1	病史采集（20分）	围绕症状询问，主诉总结规范	5		
		详细询问诊疗过程	10		
		详细询问既往史、婚育史 询问手术史、家族史、过敏史	5		
2	诊断（10分）	诊断正确	10		
3	诊断依据（10分）	诊断依据充分	10		
4	回答问题 （30～60分）	每个问题15分，评分标准： 准确回答15分 基本正确10分 部分错误5分 完全不对0分	问题1		
			问题2		
			问题3		
			问题4		
5	医患沟通（20分）	语言通俗易懂	10		
		患者充分知情	5		
		住院医师具备同情心及爱伤观念	5		
	考官签名		总分		

备注：低年级可以回答高年级问题，按照能回答的问题累计分数。

【解析】

通过对患者的诊疗，考察住院医师对滴虫性阴道炎诊疗流程的熟悉程度。

根据病史、查体，可初步诊断：滴虫性阴道炎。进一步取阴道分泌物找到滴虫即可确诊。

1. 滴虫性阴道炎的治疗：因滴虫性阴道炎可同时有尿道、尿道旁腺、前庭大腺的滴虫感染，故治愈此病，需全身用药，主要治疗药物为甲硝唑。

（1）全身用药：初次治疗可选择甲硝唑 2g，单次口服；或甲硝唑 400mg，每日 2～3 次，连服 7 日。口服药物的治愈率为 90%～95%。服药后偶见胃肠道反应，如食欲减退、恶心、呕吐。此外，偶见头痛、皮疹、白细胞减少等，一旦发现应停药。

（2）局部用药：不能耐受口服药物或不适宜全身用药者，可选择阴道局部用药。单独局部用药疗效不如全身用药，局部用药的治愈率 ≤ 50%。甲硝唑阴道泡腾片 200mg，每晚 1 次，连用 7 日。

（3）性伴侣的治疗：滴虫性阴道炎主要由性行为传播，性伴侣应同时进行治疗，禁止性交至最后一剂药口服后 7 日。

2. 妊娠期滴虫阴道炎的治疗：妊娠期滴虫阴道炎是否用甲硝唑治疗，目前尚存在争议。美国 FDA 已将甲硝唑归为妊娠期用药的 B 类药物。2002 年美国 CDC 推荐甲硝唑 2g，单次剂量口服。美国 FDA 推荐甲硝唑 250mg，每日 3 次，连服 7 日。甲硝唑能通过乳汁排泄，若在哺乳期用药，用药期间及用药后 24 小时内不宜哺乳。

3. 随访：部分滴虫性阴道炎可于月经后复发，治疗后需随访至症状消失。对治疗失败的患者增加甲硝唑疗程及剂量仍有效。若为初次治疗失败可重复应用甲硝唑 400mg，每日 2～3 次，连服 7 日。若治疗仍失败可给予甲硝唑 2g，每日 1 次，连服 3～5 日。

有复发症状的病例多数为重复感染，为避免重复感染，内裤及用过的毛巾，应煮沸 5～10 分钟以消灭病原体，并应对其性伴侣进行治疗。

如患者为已婚女性，应充分告知注意个人卫生，告知滴虫性阴道炎可经性交直接传播，由于男性感染滴虫后常无症状，易成为感染源，故强调性伴侣的治疗；也可以间接传播：公共浴池、浴盆、浴巾、游泳池、坐便器、衣物、污染的器械及敷料等。为了不引起患者过度恐慌，需要掌握一定的沟通技巧，注意交流中要安慰患者，提供人文关怀。

（李 荣）

二、盆腔炎性疾病

（pelvic inflammatory disease，PID）

【住院医师指令】

　　某医院妇产科的住院医师，今天在门诊值班，进来一位年轻女性，痛苦面容，神情淡漠，请完成问诊、查体，并回答患者的提问。

【标准化患者（SP）信息】

　　26 岁已婚女性，人工流产术后 1 周，发热 4 日，右下腹痛 3 日，追问病史有术后性交史。

　　查体：体温 39℃，血压 90 / 60 mmHg，心率 102 次 / 分，右下腹有压痛、反跳痛；妇科检查：同下。既往体健，0-0-1-0，25 岁结婚，丈夫健康。无其他病史，无不良嗜好。无特殊家族史。

　　妇科检查：外阴（-）；阴道通畅，有少量粉红色液体；宫颈举痛（+），宫口闭；子宫正常大小，压痛明显；双附件稍增厚，轻度压痛。

【问题】

　　第一年规培住院医师（PGY1）：

　　问题 1. 本例最可能的诊断是什么？需要完善哪些检查？

　　问题 2. 该疾病诊断标准是什么？

　　问题 3. 该疾病抗生素治疗原则是什么？

　　第二年规培住院医师（PGY2）：

　　问题 4. 鉴别诊断需要考虑哪些辅助检查？（病原学检查和影像学检查）

　　问题 5. 盆腔炎性疾病高危因素有哪些？

　　第三年规培住院医师（PGY3）：

　　问题 6. 盆腔炎性疾病手术指征有哪些？

　　问题 7. 盆腔炎性疾病手术原则是什么？

【评分标准】

序号	项目	评分细则	满分	得分	扣分原因
1	病史采集（20分）	围绕症状询问，主诉总结规范	5		
		详细询问诊疗过程	10		
		详细询问既往史、婚育史 询问手术史、家族史、过敏史	5		
2	诊断（5分）	诊断正确	5		
3	鉴别诊断（5分）	鉴别诊断	5		
4	诊断依据（5分）	诊断依据充分	5		
5	回答问题 （45 ~ 105分）	每个问题15分，评分标准： 准确回答15分 基本正确10分 部分错误5分 完全不对0分	问题1		
			问题2		
			问题3		
			问题4		
			问题5		
			问题6		
			问题7		
6	医患沟通（20分）	语言通俗易懂	10		
		患者充分知情	5		
		住院医师具备同情心及爱伤观念	10		
考官签名			总分		

备注：低年级可以回答高年级问题，按照能回答的问题累计分数。

【解析】

通过对患者的诊疗，考察住院医师对盆腔炎性疾病诊疗流程的熟悉程度。

第一年规培住院医师（PGY1）：根据病史、查体，可初步诊断为盆腔炎性疾病。进一步完善血常规、C反应蛋白、妇科超声检查。

第二年规培住院医师（PGY2）：盆腔炎性疾病应与急性阑尾炎、输卵管妊娠流产或破裂、卵巢囊肿蒂扭转或破裂等急腹症相鉴别。

第三年规培住院医师（PGY3）：掌握手术指征。

1. 盆腔炎性疾病的诊断标准：

（1）基本标准：宫体压痛、附件区压痛、宫颈触痛。

（2）附加标准：①体温超过38.3℃（口表）；②宫颈或阴道异常脓性分泌物；③阴道分泌物生理盐水涂片见到大量白细胞；④实验室证实的宫颈淋病奈

瑟氏菌或衣原体阳性；⑤红细胞沉降率升高；⑥C反应蛋白升高。

（3）特异标准：①子宫内膜活检证实子宫内膜炎；②阴道超声或磁共振检查显示充满液体的增粗的输卵管伴或不伴有盆腔积液、输卵管卵巢肿块；③腹腔镜检查发现输卵管炎。

在做出盆腔炎性疾病的诊断后，需进一步明确病原体。

2. 盆腔炎性疾病的治疗：根据药敏试验选用抗生素最为合理，但通常需在获得实验室结果前即给予抗生素治疗，初始治疗往往根据经验选择抗生素。由于盆腔炎性疾病的病原体多为需氧菌、厌氧菌及衣原体的混合感染，故抗生素多采用联合用药。

3. 盆腔炎性疾病的高危因素：

（1）宫腔内手术操作后感染：如刮宫术、输卵管通液术、子宫输卵管造影术、宫腔镜检查、人工流产、放置宫内节育器等，由于手术消毒不严格或术前适应证选择不当，导致下生殖道内源性菌群的病原体上行感染。生殖器原有慢性炎症经手术干扰也可引起急性发作并扩散。

（2）下生殖道感染：主要是下生殖道的性传播疾病，如淋病奈瑟菌性宫颈炎、衣原体性宫颈炎以及细菌性阴道病与PID密切相关。

（3）性活动：盆腔炎性疾病多发生在性活跃期女性，尤其是早年性交、有多个性伴侣、性交过频，性伴侣有性传播疾病者。据美国资料报道，盆腔炎性疾病的高发年龄在15～25岁。年轻者容易发生盆腔炎性疾病可能与频繁的性活动、宫颈柱状上皮生理性移位（高雌激素影响）、宫颈黏液的机械防御功能较差有关。

（4）性卫生不良：使用不洁的月经垫、经期性交等，均可使病原体侵入而引起炎症。此外，低收入群体、不注意性卫生保健者，盆腔炎性疾病的发生率高。

（5）邻近器官炎症直接蔓延：例如，阑尾炎、腹膜炎等蔓延至盆腔，病原体以大肠埃希菌为主。

（6）慢性盆腔炎性疾病急性发作。

4. 手术原则及指征：

（1）手术原则：手术可根据情况选择经腹手术或腹腔镜手术。手术范围应根据病变范围、患者年龄、一般状态等全面考虑。原则以切除病灶为主。年轻女性应尽量保留卵巢功能，以采用保守性手术为主；年龄大、双侧附件受累或附件脓肿屡次发作者，行全子宫及双附件切除术；对极度衰弱危重患者的手术范围须按具体情况决定。若盆腔脓肿位置低、突向阴道后穹隆时，可经阴道切开排脓，同时注入抗生素。

（2）手术指征：①药物治疗无效：输卵管卵巢脓肿（TOA）或盆腔脓肿药物治疗 48 ～ 72 小时，体温持续不降，患者中毒症状加重或包块增大者，应及时手术，以免发生脓肿破裂；②脓肿持续存在：经药物治疗病情有好转，继续控制炎症数日（2 ～ 3 周），包块仍未消失但已局限化，应手术切除，以免日后再次急性发作，或形成慢性盆腔炎性疾病。据国外报道，25% ～ 30% TOA 因脓肿持续存在而行手术治疗；③脓肿破裂：突然腹痛加剧、寒战、高热、恶心、呕吐、腹胀，检查腹部拒按，或有中毒性休克表现，应怀疑脓肿破裂。若脓肿破裂未及时诊治，死亡率高。因此，一旦怀疑脓肿破裂，需立即在抗生素治疗的同时行剖腹探查手术。

该患者为已婚女性，应充分告知人工流产术后须注意个人卫生，禁止性生活。治疗盆腔炎性疾病时，应做到及时治疗、彻底治愈，防止转为慢性盆腔炎性疾病。影响今后生育，但又不能引起患者过度恐慌，需要掌握一定的沟通技巧，注意交流中要安慰患者，提供人文关怀。

5. 病原学检查：

（1）白带常规：阴道分泌物白细胞增加对于 PID 诊断具有敏感性。

（2）宫颈分泌物行支原体、衣原体和淋球菌检测。

（3）宫颈分泌物培养及药敏检测。

（4）其他性传播疾病如梅毒、HIV 的检测。

（5）持续高热者行血培养及药敏检测。

6. 影像学检查：

（1）有助于鉴别盆腔疼痛的其他病因。

（2）有助于诊断 PID 的并发症（如输卵管卵巢脓肿）。然而，缺乏影像学异常表现并不能排除 PID，亦不能成为停止或延迟治疗的理由。超声检查：出现输卵管卵巢脓肿时，附件区可见厚壁、多房、囊性积液或附件区混合性包块。子宫内膜炎的超声表现为宫腔积液、积气、内膜不均匀。对于不典型表现者，CT 或 MRI 有助于排除其他诊断。

（李　荣）

三、子宫内膜异位症

（endometriosis， EMT）

【住院医师指令】

　　某医院妇产科住院医师，今天在门诊值班。进来一位女性，带着在我院检查的超声报告，神情紧张。

　　请完成问诊、查体，并回答患者的提问。

【标准化患者（SP）信息】

　　孙某，32 岁，公司职员，结婚 4 年，人工流产术后 1 年未孕，近 1 年痛经，且逐渐加重。现有生育计划。近期备孕，遂 1 周前至门诊 B 超检查。

　　超声提示：右卵巢囊性占位大小为 58mm×45mm×60mm，包膜完整，内见密集光点。既往体健，初婚，0-0-1-0，28 岁结婚，丈夫健康。无其他病史，无不良嗜好。无特殊家族史。

　　妇科检查：外阴（-）；阴道通畅；宫颈光滑；子宫前位，正常大小，质地中等，活动可，无压痛；右侧附件区触及一鸡蛋大小包块，质地中等，活动欠佳，轻压痛，左侧附件未触及异常。

　　患者上网查阅了资料，得知卵巢囊肿可能需手术，但是因为没有生育过，不愿意手术，此次就诊希望医生帮助解决疑惑的问题。

【问题】

　　第一年规培住院医师（PGY1）：

　　问题 1. 患者的卵巢囊肿是良性的吗？

　　问题 2. 是否一定要做手术？有没有保守治疗的方法？

　　问题 3. 手术会影响患者以后怀孕吗？

　　第二年规培住院医师（PGY2）：

　　问题 4. 如果选择手术治疗，请告知手术方式及风险。

　　问题 5. 术后会复发吗？如果复发怎么办？

问题 6. 患者何时可以准备怀孕？

第三年规培住院医师（PGY3）：

问题 7. 手术很顺利，术中诊断为右侧卵巢巧克力囊肿，术后病理支持上述诊断，术后予 GnRHa 治疗 3 个月，停药后 2 个月，月经复潮。患者准备妊娠，咨询受孕方式。

问题 8. 月经复潮后半年，复查 B 超：左侧卵巢囊性占位（25mm×28mm×30mm，包膜完整，内见密集光点），怎么办？

问题 9. 术后 8 个月行 IVF 单胎妊娠，现孕 25 周，B 超见：胎儿与孕龄相符，左侧卵巢囊性占位（30mm×35mm×30mm，包膜完整，内见密集光点），如何与患者沟通？

【评分标准】

序号	项目	评分细则	分值	得分	扣分原因
1	病史采集（20分）	围绕症状询问，主诉总结规范	5		
		详细询问诊疗过程	10		
		详细询问既往史、婚育史、手术史、家族史、过敏史	5		
2	诊断（10分）	诊断正确	10		
3	诊断依据（10分）	诊断依据充分	10		
	鉴别诊断（10分）	鉴别诊断正确	10		
4	回答问题（45～135分）	每个问题 15 分，评分标准：准确回答 15 分 基本正确 10 分 部分错误 5 分 完全不对 0 分	问题 1		
			问题 2		
			问题 3		
			问题 4		
			问题 5		
			问题 6		
			问题 7		
			问题 8		
			问题 9		

序号	项目	评分细则	分值	得分	扣分原因
5	医患沟通（20分）	语言通俗易懂	10		
		患者充分知情	5		
		住院医师具备同情心及爱伤观念	5		
考官签名			总分		

第一年规培住院医师（PGY1）：问题 1~3 必选，4~9 可选

第二年规培住院医师（PGY2）：问题 4~6 必选，其余可选

第三年规培住院医师（PGY3）：问题 7~9 必选，其余可选

【解析】

通过对患者的诊疗，评价住院医师对子宫内膜异位症诊疗流程的熟悉程度。

第一年规培住院医师（PGY1）：

问题 1：根据查体及超声结果考虑良性可能性大。可以抽血查肿瘤标记物 CA125、CA199、HE4（血清人附睾蛋白 4）。

问题 2：患者有痛经，卵巢囊肿直径已达 5cm 以上，且超声提示囊肿内部见密集光点，考虑卵巢子宫内膜异位囊肿可能性大，建议腹腔镜手术。有保守治疗方法，但不适合这位患者。

问题 3：卵巢囊肿若为良性，可行囊肿剥除术，术中尽量多保留一些卵巢组织，囊肿越大，可以保留的正常卵巢组织有可能越少，对将来妊娠可能带来不利影响，所以建议尽早手术。

第二年规培住院医师（PGY2）：

问题 4：手术方式首选腹腔镜，术中根据情况，必要时可送快速病理，如为良性，行卵巢囊肿剥除术，术后有复发可能；如为恶性，需扩大手术范围。手术风险包括麻醉风险、气体栓塞、出血、感染、脏器损伤等。术后有复发、需再次手术和不孕的可能。

问题 5：若为良性囊肿，有复发可能，术后需定期复查。若为子宫内膜异位症，术后可药物辅助治疗减少复发，包括口服孕三烯酮、皮下注射 GnRHa 等。

问题 6：若为良性囊肿，术后身体状况恢复后可尽快妊娠；若为恶性或交界性，需按照相应方案进行治疗，根据复查结果决定是否及何时可以妊娠。

第三年规培住院医师（PGY3）：

问题 7：建议患者行不孕症相关检查，若输卵管通畅，可尝试自然受孕或人工授精，若半年未孕建议积极行 IVF 治疗。若输卵管不通或术中发现盆腔粘连严重，或检查发现男方因素，则建议积极行 IVF 治疗。

问题 8：考虑卵巢子宫内膜异位囊肿复发可能性大，可检查肿瘤标记物，若暂未提示恶性可能，患者现备孕中，可给予 GnRHa 治疗 3 个月，复查囊肿情况，并积极准备行 IVF。若检查指标提示恶性可能，则需再次手术。

问题 9：现妊娠合并卵巢囊肿，结合病史考虑为卵巢子宫内膜异位囊肿可能性大，现超声提示胎儿与孕龄相符，囊肿包膜完整，可继续妊娠观察。告知患者孕期有囊肿扭转及破裂风险，若有异常情况需及时就诊，必要时需手术治疗。

（王慧焱）

四、子宫腺肌病

（adenomyosis）

【住院医师指令】

某医院妇产科的住院医师，今天在门诊值班，进来一位中年女性，患者神情紧张，拿着 3 天前在本院检查的超声报告就诊。请完成问诊、查体，并回答患者的提问。

患者徐某拿着本院检查的超声报告就诊。之前您并未接诊过该患者，昨日就诊的病历患者未带，仅有一张阴道超声报告单。

超声提示：后位子宫，子宫大小 75mm×80mm×68mm，肌壁间见散在低回声区，前壁厚 15mm，后壁厚 43mm。内膜回声均匀，厚 5.8mm。宫腔内见节育环强回声，环上缘距宫腔底部 5mm。双侧卵巢大小正常，未见异常占位，子宫直肠窝（-）。

【标准化患者（SP）信息】

徐某，43 岁，公司职员，结婚 16 年。2001 年足月剖宫产分娩一女婴，2002 年因葡萄胎行清宫术。平时月经周期规则，周期 28 天，经期 5～7 天。1 年前出现月经量增多（经量增至原来的 2 倍），同时经期腹痛剧烈（需要服用止痛药）。当地医院就诊，诊断为子宫腺肌病，GnRHa 药物注射治疗后上曼月乐环，经过处理后月经量明显减少，但仍有经期腹痛。上个月开始再次出现月经量增多，于是来我院就诊。末次月经为 14 天前，月经已经干净 7 天。既往体健，无外伤史，无其他疾病史。患者经过之前的治疗后病情曾好转，现在再次加重非常担心，希望医生帮助解决以下问题：目前的详细病情情况；为什么出现这种情况；下一步如何处理？

【评分标准】

序号	项目	评分细则	满分	得分	扣分原因
1	病史采集（15分）	主诉及现病史的详细询问	5		
		月经史及孕产史的详细询问	3		
		诊疗经过的询问（尿妊娠试验的结果及检查时间）	5		
		既往史的询问	2		
2	体格检查（10分）	全身情况评估（有无贫血）	5		
		专科检查（具体操作方法及记录）	5		
3	诊断（5分）	诊断正确	5		
4	诊断依据（5分）	诊断依据充分	5		
5	鉴别诊断（5分）	鉴别诊断（子宫肌瘤、子宫内膜癌、卵巢肿瘤等）	5		
6	提出治疗方案（25分）	完善相关检查（血常规、凝血功能检测、肝肾功能、血型、传染病全套、TCT、心电图、胸部 X 线片等）	10		
		治疗方案（选择全子宫切除术，保留双侧附件）	15		
7	医患沟通（15分）	术前谈话（选择手术的理由，如何选择手术方式及手术范围）	10		
		住院医师具备同情心及爱伤观念	5		
8	术中膀胱与子宫峡部粘连致密，术中发现膀胱损伤（破裂口3cm）（20分）	医患沟通	10		
		下一步治疗方案	10		
9	术后 10 天患者出现漏尿（20）	医患沟通	10		
		下一步治疗方案	10		
	考官签名		总分		

第一年规培住院医师（PGY1）：考核 1～7 选项，答对 8、9 选项可加分

第二年规培住院医师（PGY2）：考核 1～8 选项，答对 9 选项可加分

第三年规培住院医师（PGY3）：考核 1～9 选项

【解析】

　　该案例主要评价住院医师是否掌握子宫腺肌病的诊断及治疗。在进行问诊

的过程中要重点询问平时月经周期、经期长短及痛经情况。该患者的诊疗经过的询问也很关键，为患者最终手术治疗方案的选择提供依据。手术治疗之前需确认进行药物保守治疗，且保守治疗无效。手术治疗的适应证以及手术方式的选择、手术范围的拟定也是考核的重点。子宫腺肌病的治疗应视患者的症状、年龄和生育要求进行个体化治疗。子宫腺肌病目前无根治性的有效药物，对于症状轻、有生育要求及近绝经期患者可选用孕三烯酮、达那唑、GnRHa 或左炔诺孕酮宫内缓释系统治疗，均可缓解症状，但需要注意药物的副作用，并且停药后症状可复现。在 GnRHa 治疗时应注意患者骨钙丢失的风险，可给予反向添加治疗和钙剂补充。对于年轻或希望生育的子宫腺肌病患者，可以选择病灶切除术，但术后有复发风险。对于症状严重、无生育要求或药物治疗无效者，应行全子宫切除术，是否保留卵巢取决于卵巢有无病变和患者的年龄。

子宫腺肌病患者术中往往粘连，一旦术中发现临近脏器损伤应及时妥善处理，以减少术后对于患者脏器功能的影响。手术并发症并非全部在术中能被发现，最好相对早期地避免，术后发生的尿瘘等并发症给患者的生活带来极大不方便，且增加经济和心理负担，一旦发现应考虑全面，积极稳妥处理，尽可能减少对患者的身心伤害。

该评价是通过询问患者而完成。在询问病史及交流的过程中，尽量避免使用医学术语，并且需要重视患者的需求，需要确认患者通过诊疗是否已经充分了解病情，并且需要了解患者是否需要进一步的咨询。

（卢先艳）

五、子宫颈癌

（cervical cancer）

【住院医师指令】

某三甲医院的妇产科住院医师，今天在门诊值班。进来一对母女，拿着外地县医院宫颈活检的病理报告就诊。

外院病理报告提示：宫颈上皮重度不典型增生（CIN3）。

请问诊、查体，并解释患者的问题。

【标准化患者（SP）信息】

赵某，58 岁，务农，小学文化，绝经 5 年，近 2 月间断阴道流血，时多时少，无血块，因身体无其他不适，未到医院就诊。既往已有十余年未行妇科体检。2 周前女儿回老家探望，无意中提及此事，遂女儿带至当地县医院就诊。县医院妇科医生检查后让做活检，病理报告提示宫颈上皮重度不典型增生，活检后一直有少量阴道流血，盆腔 B 超检查未见异常。医生告知病情严重，说是癌前病变，要手术切子宫，不然会变成宫颈癌，建议到大医院就诊。

妇科检查：外阴（－）；阴道通畅，见少量暗红色血；宫颈萎缩，表面呈颗粒状，少量渗血；子宫前位，萎缩，质地中等，活动可，无压痛。双侧附件未触及异常。

既往身体健康。足月顺产一儿两女，年轻时曾经人工流产 2 次，第 3 次分娩后行绝育术。无烟酒不良嗜好，丈夫健在。无手术史，无药物及食物过敏史。无恶性肿瘤家族史。患者非常担心，希望医生能帮助解决疑惑的问题。

【问题】

第一年规培住院医师（PGY1）：

问题 1. 患者患的是什么病？

问题 2. 担心县医院诊断错了，要重新取活检吗？

问题 3. 现在的情况，要怎么治疗？

第二年规培住院医师（PGY2）：

问题 4. 上周看过门诊后，按照医生的要求做了病理会诊，我院给出的病理报告是：CIN3 累及腺体，可疑局灶浸润，是什么意思？

问题 5. 患者确诊是宫颈癌吗？

问题 6. 下一步怎么办？

第三年规培住院医师（PGY3）：

问题 7. 一周前按照医生安排做了宫颈锥切术，病理报告：宫颈鳞形细胞癌，切缘见癌组织。患者很紧张，想马上住院做手术。为什么活检和病理会诊没有报是癌？

问题 8. 患者接下来要怎么办？最早什么时候可以手术？

问题 9. 患者术后需要放疗和化疗吗？

【评分标准】

序号	项目	评分细则	分值	得分	扣分原因
1	病史采集（20分）	围绕症状询问，主诉总结规范	5		
		详细询问诊疗过程	10		
		详细询问既往史、婚育史询问手术史、家族史、过敏史	5		
2	诊断（10分）	诊断正确	10		
3	诊断依据（10分）	诊断依据充分	10		
4	鉴别诊断（10分）	鉴别诊断正确	10		
5	回答问题（45 ~ 135分）	每个问题15分，评分标准： 准确回答 15 分 基本正确 10 分 部分错误 5 分 完全不对 0 分	问题 1		
			问题 2		
			问题 3		
			问题 4		
			问题 5		
			问题 6		
			问题 7		
			问题 8		
			问题 9		
6	医患沟通（20分）	语言通俗易懂	10		
		患者充分知情	5		
		住院医师具备同情心及爱伤观念	5		
	考官签名		总分		

第一年规培住院医师（PGY1）：问题 1~3 必选，4~9 可选

第二年规培住院医师（PGY2）：问题 4~6 必选，其余可选

第三年规培住院医师（PGY3）：问题 7~9 必选，其余可选

【解析】

通过对患者的诊疗，评价住院医师对宫颈癌诊疗流程的熟悉程度。

第一年规培住院医师（PGY1）：

问题 1：根据病史、查体及外院病理结果，可初步诊断：宫颈高级别鳞状上皮内病变（HSIL）。

问题 2：因病理诊断为 2 周前县医院出具，可暂不重新活检，至我院病理科会诊，嘱患者回县医院将切片借出来到我院病理科会诊，确诊后再行进一步治疗。应向患者告知病理会诊的程序和必要性。

问题 3：目前需要等待病理会诊结果后决定下一步治疗方案。根据县医院的病理结果需要行宫颈锥切手术，将宫颈的病灶切除后再次送病理检查，因为锥切的标本是大块组织，可以发现宫颈深部是否有更严重的病变。

第二年规培住院医师（PGY2）：

问题 4：我院会诊病理结果：CIN3 累及腺体，可疑局灶浸润，表示病理怀疑有早期宫颈癌，但是不能完全确定。

问题 5：根据此结果不能确诊为宫颈癌，需行宫颈诊断性锥切，以明确临床诊断及治疗方案。

问题 6：下一步完善术前检查后，签署知情同意书，安排宫颈锥切手术。

第三年规培住院医师（PGY3）：

问题 7：宫颈活检组织一般较小，病理切片无法准确判断浸润深度和宽度，所以没有报告宫颈癌。锥切组织是大块标本，病理切片可以准确测量浸润深度和宽度。

问题 8：根据患者妇科检查及病理结果，按照宫颈癌临床分期，诊断为：宫颈鳞形细胞癌 IB1 期，需要行手术治疗（广泛性子宫切除术及盆腔淋巴结切除术或考虑前哨淋巴结活检，必要时腹主动脉旁淋巴取样）。患者系绝经后女性，建议术中同时行双附件切除。因为宫颈锥切术后，局部充血、炎症反应，需待伤口愈合后再行手术，一般建议间隔 4~6 周。

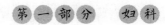

问题9：需要根据患者手术后切除的病理标本是否有中高危因素，如果有，则需要辅助放疗或化疗。

患者为农村女性，文化程度不高，需要用通俗易懂的语言跟其解释，充分告知但又不能引起患者过度恐慌，需要掌握一定的沟通技巧，注意交流中要安慰病人，提供人文关怀。

（王慧焱）

六、子宫肌瘤

（uterine myoma）

【住院医师指令】

　　某医院妇产科的住院医师，今天在门诊值班，一位患者拿着昨日本院检查的阴道超声报告就诊。您之前并未接诊该患者，且其今日未带昨日就诊的病历，仅有一张阴道超声报告单。

　　B 超检查提示：前位子宫，子宫大小 77mm×81mm×64mm，肌壁回声不均匀，前壁见 37mm×47mm×40mm 回声不均区，右侧壁突出 47mm×44mm×49mm 回声不均区，宫底部见 16mm×28mm×14mm 回声不均区，周边见环状血流信号。内膜回声不均匀，厚 19mm，内见直径 11mm 低回声，自前壁凸向宫腔，周边见环状血流信号。双侧卵巢大小正常，未见异常占位，子宫直肠窝阴性。

【标准化患者（SP）信息】

　　徐某，47 岁，农民，结婚 24 年，1994 年足月顺产分娩一男婴，无流产史。平时月经周期规则，周期 26 天，经期 5 天。3 年前超声检查发现多发子宫肌瘤（当时最大肌瘤大小约 2cm），但是月经无变化，不定期复查超声。最近 3 个月的月经与以往不同，月经的间隔时间没有变化，但是月经期持续半月才干净，月经量增多，有血块，近一周偶尔有头晕的感觉。末次月经为 20 天前，月经已经干净 5 天。此前体健，无外伤及手术史，无其他疾病史，对于子宫肌瘤逐渐增大且月经不正常很担心，希望医生帮助解决以下问题：目前的详细病情情况；为什么出现这种情况；下一步如何处理？

【评分标准】

序号	项目	评分细则	满分	得分	扣分原因
1	病史采集（15 分）	主诉及现病史的详细询问	5		
		月经史及孕产史的详细询问	3		

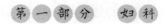

序号	项目	评分细则	满分	得分	扣分原因
1	病史采集（15分）	诊疗经过的询问	10		
		既往史的询问	5		
2	体格检查（10分）	全身情况评估（有无贫血）	5		
		专科检查（具体操作方法及记录）	5		
3	诊断（5分）	诊断正确	5		
4	诊断依据（5分）	诊断依据充分	5		
5	鉴别诊断（5分）	鉴别诊断（子宫腺肌病、子宫内膜癌、卵巢肿瘤等）	5		
6	提出治疗方案（25分）	完善相关检查（血常规、凝血功能检测、肝肾功能、血型、传染病全套、TCT、心电图、胸部X线片等）	10		
		治疗方案：手术治疗，建议分两步。第一步：分段诊刮术；	5		
		第二步：诊刮结果未提示恶性，建议行子宫切除术，若患者坚决要求保留子宫可行子宫肌瘤剔除术	10		
7	医患沟通（15分）	术前谈话（选择手术的理由，如何选择手术方式及手术范围）	10		
		住院医师具备同情心及爱伤观念	5		
8	若患者诊刮病理示子宫内膜增生期改变，患者要求保留子宫，行子宫肌瘤剔除术（术中快速病理未提示恶性，术后常规病理示子宫平滑肌肉瘤）（20分）	医患沟通	10		
		下一步治疗方案	10		
9	若该患者未诊刮，直接行子宫全切除术，术后病理显示子宫内膜癌（20分）	医患沟通	10		
		下一步治疗方案	10		
	考官签名		总分		

第一年规培住院医师（PGY1）：考核1～7选项，答对8、9选项可加分

第二年规培住院医师（PGY2）：考核1～8选项，答对9选项可加分

第三年规培住院医师（PGY3）：考核1～9选项

【解析】

　　该案例主要是评价住院医师是否掌握子宫肌瘤的诊断及治疗。在进行问诊的过程中要重点询问平时月经周期及经期情况，有无诱因出现月经的改变，月经量及周期的改变及有无伴随症状。子宫肌瘤患者的处理是选择期待观察还是药物治疗或手术治疗？手术治疗的适应证、手术方式的选择和手术范围的拟定均是考核的重点。子宫肌瘤的治疗原则如下：无症状的子宫肌瘤患者一般不需治疗，特别是近绝经期女性，3～6个月随访1次，若出现症状可考虑进一步治疗；药物治疗适用于症状轻、近绝经年龄或全身情况不宜手术者，可以选择的药物包括促性腺激素释放激素类似物、米非司酮等；手术治疗包括子宫肌瘤切除术、次全子宫切除术、子宫切除术，手术可经腹、经阴道或经宫腔镜及腹腔镜进行。

　　对于子宫肌瘤合并月经改变且子宫内膜增厚者需要进行鉴别诊断，尤其是围绝经期患者需要与子宫内膜癌鉴别。另外，肌瘤过大时应警惕子宫肌瘤肉瘤变可能。

　　手术之前详细了解患者病史、专科检查结果（包括影像学检查结果），患者充分知情同意的前提下结合患者意愿制订手术方案，术前谈话沟通尽可能全面考虑到术中可能出现的情况，并逐一做好预案。结合该患者的年龄、病史及检查，术前需要行分段诊刮术排除子宫内膜病变可能。如病理结果显示子宫内膜癌，按照子宫内膜癌治疗；如病理结果显示子宫内膜不典型增生，结合患者年龄及多发性子宫肌瘤，建议行全子宫切除术；如子宫内膜未见异常，视患者意愿行子宫肌瘤剔除术或者全子宫切除术，充分交代不同手术方式的利弊。

　　在询问病史及交流的过程中，尽量避免使用医学术语，并且需要重视患者的需求。需要确认患者通过你的诊疗，是否已经充分了解病情并且理解，患者是否有进一步的问题需要询问。

（卢先艳）

七、子宫内膜不典型增生

（endometrial atypical hyperplasia）

【住院医师指令】

某医院妇产科住院医师，今天在门诊值班。进来一位中年女性，带着在我院检查的宫腔镜报告和病理报告，神情紧张。

请完成问诊、查体，并回答患者的提问。

【标准化患者（SP）信息】

刘某，36岁，中学教师，结婚6年，人工流产术后2年未孕，现有生育计划。因月经量增多，1个月前行超声检查，结果提示：宫腔内多个中强回声光团。3周前于我院行宫腔镜下诊刮术，术中见：宫腔内充满指状突起，行诊刮术，术后复检宫腔未见明显占位。

病理报告：子宫内膜不典型增生。

妇科检查：外阴（-）；阴道通畅；宫颈光滑；子宫前位，正常大小，质地中等，活动可，无压痛。双侧附件未触及异常。

既往体健，初婚，0-0-1-0，30岁结婚，丈夫健康。无其他病史，无不良嗜好。无特殊家族史。

患者上网查阅了资料，得知需要切除子宫，但是因为没有生育过，不愿意接受手术，此次就诊希望医生帮助解决疑惑的问题。

【问题】

第一年规培住院医师（PGY1）：

问题1.子宫内膜不典型增生是癌吗？

问题2.是否一定要做子宫切除？有没有保守治疗的方法？

问题3.如果保守治疗，怎么判断治疗有效？

第二年规培住院医师（PGY2）：

问题4.如果选择孕激素药物治疗，3个月后行诊刮术，病理报告：子宫内膜腺癌，如何治疗？

问题 5. 如果选择孕激素药物治疗，3 个月后行诊刮术，病理报告：子宫内膜未见不典型增生，下一步如何治疗？

问题 6. 患者何时可以准备怀孕？

第三年规培住院医师（PGY3）：

问题 7. 经过药物治疗后有效，成功自然受孕，顺产后 1 年来院复查，月经周期正常，量中等，B 超：子宫大小正常，内膜回声均匀，厚 8.1mm。患者有再生育计划，想知道是否安全？

问题 8. 产后 2 年因不规则阴道流血，行诊刮术，病理报告：子宫内膜腺癌，如何治疗？

问题 9. 产后 2 年因不规则阴道流血，行诊刮术，病理报告：子宫内膜不典型增生，如何治疗？

【评分标准】

序号	项目	评分细则	分值	得分	扣分原因
1	病史采集（20分）	围绕症状询问，主诉总结规范	5		
		详细询问诊疗过程	10		
		详细询问既往史、婚育史、手术史、家族史、过敏史	5		
2	诊断（10分）	诊断正确	10		
3	诊断依据（10分）	诊断依据充分	10		
	鉴别诊断（10分）	鉴别诊断正确	10		
4	回答问题（45 ~ 135分）	每个问题15分，评分标准： 准确回答15分 基本正确10分 部分错误5分 完全不对0分	问题1		
			问题2		
			问题3		
			问题4		
			问题5		
			问题6		
			问题7		
			问题8		
			问题9		

序号	项目	评分细则	分值	得分	扣分原因
5	医患沟通（20分）	语言通俗易懂	10		
		患者充分知情	5		
		住院医师具备同情心及爱伤观念	5		
	考官签名		总分		

第一年规培住院医师（PGY1）：问题 1 ~ 3 必选，4 ~ 9 可选

第二年规培住院医师（PGY2）：问题 4 ~ 6 必选，其余可选

第三年规培住院医师（PGY3）：问题 7 ~ 9 必选，其余可选

【解析】

通过对患者的诊疗，评价住院医师对子宫内膜不典型增生及子宫内膜癌诊疗流程的熟悉程度。

第一年规培住院医师（PGY1）：

问题 1：子宫内膜不典型增生不是癌，是子宫内膜癌的癌前病变，有 14% ~ 30% 的概率发展为子宫内膜癌。子宫内膜不典型增生同时合并子宫内膜癌的比例高达 19% ~ 45%。

问题 2：如果没有生育的需求，建议首选全子宫切除术。如果有生育需求，充分告知风险后，可选择药物治疗，首选大剂量孕激素治疗，包括口服孕激素、上曼月乐环（左炔诺孕酮宫内节育系统），其他还有 GnRHa 等方法也有报道。患者完成生育后建议尽快行全子宫切除术。

问题 3：保守治疗者需严密随访，治疗期间每 3 个月进行一次内膜活检，可进行诊刮术或宫腔镜联合诊刮术评估疗效，直到连续两次内膜活检阴性，可每 6 ~ 12 个月进行一次内膜活检。根据对药物的反应情况调整治疗剂量或方案。

第二年规培住院医师（PGY2）：

问题 4：患者 3 个月后复查，病理示子宫内膜腺癌，表明疾病进展或原本合并子宫内膜癌，充分告知患者及其家属风险，建议患者首选行全子宫切除术。

问题 5：患者 3 个月后复查未见不典型增生，表明现治疗方法有效，可继续治疗，3 个月后复查。

问题 6：内膜病变至少一次复查转阴后，要尽快考虑妊娠。

第三年规培住院医师（PGY3）：

问题 7：建议患者行诊刮术或宫腔镜联合诊刮术评估内膜情况，待病理结果决定治疗方案。同时还应充分告知风险，建议患者首选全子宫切除术。

问题 8：产后 2 年因不规则阴道流血，行诊刮术，病理报告：子宫内膜腺癌，建议患者行全子宫切除术。

问题 9：产后 2 年因不规则阴道流血，行诊刮术，病理报告：子宫内膜不典型增生，建议患者首选全子宫切除术，如果患者充分知情，态度坚决要求保留生育功能，可予孕激素治疗，密切随访。

非典型子宫内膜增生症（endometrial hyperplasia，EH）女性若未绝经且希望保留生育力，在充分沟通风险后可以选择孕激素治疗，而不是行全子宫切除术。但这些患者必须能够依从药物治疗和子宫内膜取样随访。应用孕激素治疗时，非典型 EH 消退为正常子宫内膜的中位时间为 6 ~ 9 个月。孕激素治疗非典型 EH 期间的随访包括每 3 ~ 6 个月重复 1 次子宫内膜取样，最长持续 1 年。子宫内膜取样可在放置左炔诺孕酮宫内缓释系统的情况下进行。如果在 6 ~ 12 个月内消退为正常子宫内膜，则可在消退后再重复 1 ~ 2 次活检，以确定不存在 EH 或伴发癌。如果月经恢复正常，则无需再行活检。但若患者后续出现异常出血，则需要再次取样。在数次子宫内膜活检显示正常并确定有正常的出血模式后，重复取样的时间应取决于具体的危险因素。如果治疗 6 ~ 12 个月后仍持续存在非典型 EH，可将口服孕激素与左炔诺孕酮宫内缓释系统联用，也可增加口服孕激素的剂量。在开始进一步治疗后的 3 个月重复子宫内膜取样。如果病理显示为不伴非典型病变的 EH，则可继续治疗，然后重复取样，直至无 EH。如果没有 EH，可考虑允许患者妊娠。但只要出现持续性非典型 EH 或癌症，均应推荐患者切除子宫。

（王慧焱）

八、卵巢肿瘤

（ovarian tumor）

【住院医师指令】

某医院妇产科的住院医师，今天在门诊值班，一位 35 岁患者就诊，请完成门诊查体，并回答患者的提问。

【标准化患者（SP）信息】

35 岁，职员。无明显诱因于 1 月前开始反复左下腹部隐痛不适，呈轻微钝痛、无放射痛，时有缓解，无阴道流血，无恶心呕吐，无腹泻和便秘，无发热，未使用任何药物。既往月经正常，5/（27 ~ 29）天，末次月经为 17 天前，无痛经。

查体：T 37.0℃，P 96 次 / 分，R 16 次 / 分，BP 120/70 mmHg。

妇科检查：外阴和阴道正常，阴道分泌物正常；宫颈光滑，经产式，无举痛及摇摆痛；子宫前位，正常大小，质地中等，无压痛；左侧附件区可及一直径约 5cm 包块，压痛明显，右侧附件区未扪及异常。

实验室检查血常规：WBC 7.9×10^9/L，RBC 3.5×10^{12}/L，Hb 110g/L。尿 HCG 阴性。肿瘤标记物正常。

阴道超声结果：前位子宫，正常大小，内膜厚 7mm，左侧卵巢内见大小约 50mm × 50mm × 40mm 混合性回声包块，包膜完整，囊内见中强回声光团。右侧卵巢大小正常，子宫直肠窝（－），见附录一图 1-1A 和图 1-1B。

孕产史 1-0-2-1，末次妊娠为 9 年前，足月分娩一女，丈夫和女儿健康，工具避孕。家族史、过敏史无特殊。无手术及外伤史。无传染病史。去年有过类似发作，1 周后好转。

半年前单位体格检查时曾行妇科 B 超检查提示"卵巢囊肿"，具体不详。

【问题】

问题 1. 如何向患者交代病情？该患者的诊断是什么？适宜的治疗方案是什么？

问题 2. 简单介绍卵巢肿瘤的组织学分类。

问题 3. 产生激素的卵巢肿瘤有哪些?

问题 4. 产生激素的卵巢肿瘤各有什么临床表现?

【评分标准】

序号	项目	评分细则	分值	得分	扣分原因
1	病史采集（20分）	围绕症状询问，主诉总结规范	5		
		详细询问诊疗过程	10		
		详细询问既往史、婚育史、手术史、家族史、过敏史	5		
2	诊断（10分）	诊断正确	10		
3	诊断依据（10分）	诊断依据充分	10		
4	鉴别诊断（10分）	鉴别诊断正确	10		
5	回答问题（30分）	问题1、2各5分 问题3、4各10分	问题1		
			问题2		
			问题3		
			问题4		
6	医患沟通（20分）	语言通俗易懂	10		
		患者充分知情	5		
		住院医师具备同情心及爱伤观念	5		
考官签名			总分		

第一年规培住院医师（PGY1）：问题 1 必选，2 ~ 4 可选

第二年规培住院医师（PGY2）：问题 1、2 必选，3 ~ 4 可选

第三年规培住院医师（PGY3）：问题 1 ~ 4 必选

【解析】

1. 病史分析:

（1）患者为育龄期女性，除左下腹不适 1 个月，无其他特殊的病史，在半年前单位体格检查时曾行妇科 B 超检查提示"卵巢囊肿"，所以该患者的诊断应着重考虑卵巢囊肿扭转或者破裂；因患者的疼痛位于左侧下腹痛，可排除慢性阑尾炎所导致的腹痛，而且患者无明显的胃肠道症状，因此考虑妇科疾患的可能性较大。

（2）病史特点：①左下腹隐痛不适 1 个月，无放射痛，无阴道流血；②无

恶心呕吐、腹泻及便秘等消化道症状；③无发热等其他伴随症状，未用任何药物治疗。

2. 体格检查：

（1）结果：T 37.0℃，P 96次/分，R 16次/分，BP 120/70mmHg。

一般情况可，身高162cm，体重约65kg，营养良好，无痛苦病容，神志清楚，查体合作。颈软，甲状腺无肿大，气管居中；乳房和胸廓正常，双肺叩诊为清音，听诊呼吸音清晰、未闻及干湿性啰音；心界叩诊无扩大，心率96次/分，律齐，未闻及杂音；腹平软，无压痛和反跳痛，肝脾未触及肿大。

妇科检查：外阴和阴道正常，阴道分泌物正常；宫颈光滑、经产式、无举痛；子宫前位、正常大小、质地中等、无压痛；左侧附件区可及一直径约5cm包块，压痛明显，右侧未扪及异常。

（2）体格检查分析：

1）患者身体健康，体检除左侧附件区可及一直径约5cm包块，且压痛明显外，其余无其他阳性体征。需B超等辅助检查进一步明确左附件肿块性质。

2）体检特点：①左侧附件区可扪及一直径约5cm包块，压痛明显，右侧未扪及异常，多考虑为左侧附件区的病变；②体格检查无其他阳性发现。

3. 辅助检查：

（1）结果：

1）血常规：WBC 7.9×10^9/L，RBC 3.5×10^{12}/L，Hb 110g/L。

2）尿HCG：阴性。

3）肿瘤标记物：正常。

4）阴道超声结果：前位子宫，大小正常，内膜厚7mm，左侧卵巢内见大小约5 cm×5 cm×4 cm混合性回声包块，包膜完整，囊内见中强回声光团。右侧卵巢大小正常，子宫直肠窝（－）。

5）胸部X线片、心电图及肝肾功能：未见异常。

（2）辅助检查分析：尿HCG检查结果排除与妊娠有关的临床问题。B超见左附件囊肿直径约5cm，且包膜光滑完整，囊内见中强回声光团。肿瘤标记物正常。提示卵巢良性肿瘤——卵巢畸胎瘤可能性大，该肿瘤直径5cm，且囊内有中强回声光团，有手术探查指征。

4. 诊断和鉴别诊断：

（1）诊断：左卵巢畸胎瘤合并扭转。

（2）诊断依据：

1）35 岁，已婚，l-0-2-l，工具避孕。

2）育龄期女性，既往月经周期正常，末次月经为 17 天前，量同前，无痛经。半年前体格检查盆腔 B 超曾提示：卵巢囊肿，既往曾有类似病史发作。

3）以左下腹隐痛不适 1 个月就诊。

4）盆腔检查发现左侧附件区可及一直径约 5cm 包块，压痛明显。

5）阴道 B 超提示左侧卵巢内见大小约 50mm×50mm×40mm 混合性回声包块，包膜完整，囊内见中强回声光团。

6）尿 HCG 阴性。肿瘤标记物正常。

（3）鉴别诊断：

1）卵巢肿瘤：卵巢肿瘤的早期一般无症状或症状轻微，多在妇科检查或 B 超检查时偶然发现，良性肿瘤生长比较缓慢，随着囊肿的增大有局部胀痛不适的感觉；B 超检查可见囊肿包膜完整光滑，囊内容为均匀无回声影像。肿瘤标记物正常。本案例的卵巢囊肿，考虑畸胎瘤的可能性较大。

成熟畸胎瘤：多数畸胎瘤是囊性的，由分化成熟的组织（成体）构成。在罕见情况下，畸胎瘤为实性，但全部由表现为良性的多种异质性组织和组织性结构构成，这些结构来源于所有 3 个胚层。

成熟囊性畸胎瘤恶变的发生率为 0.2% ~ 2%。畸胎瘤的任何成分均可能发生恶变，但最常见的是来自外胚层的鳞状细胞癌。成熟囊性畸胎瘤中，恶性肿瘤的危险因素包括年龄大于 45 岁（恶性畸胎瘤患者平均年龄 50 岁、良性畸胎瘤患者平均年龄 33 岁）、肿瘤直径大于 10cm、生长迅速、多普勒超声呈肿瘤内血流低阻力。

单胚层、高度特异性畸胎瘤是罕见的需注意的畸胎瘤亚型，主要由一种成熟的组织学细胞类型构成。其中最常见的类型是卵巢甲状腺肿和类癌（类癌是一种分化良好的神经内分泌瘤）。通常单侧卵巢受累，但也可能存在对侧畸胎瘤。

未成熟畸胎瘤又称恶性畸胎瘤、畸胎母细胞瘤或胚胎性畸胎瘤。这些肿瘤通常来自 3 个胚层（外胚层、中胚层和内胚层）。组织学上可见不同数量的未成熟组织，神经分化组织最常见，但也可存在不成熟基质成分。在一些病例中，AFP 和 LDH 可能升高。

2）盆腔炎：急性盆腔炎或慢性盆腔炎急性发作都可表现为急腹症，常伴有畏寒发热，血常规查白细胞数和中性粒细胞比例升高，盆腔检查多为两侧附件区压痛有包块或增厚感；宫颈举痛明显；B超检查常表现为盆腔积液，附件区可有不均质包块，如果有输卵管积水，则可见到卵巢外无回声暗区，有时与卵巢囊肿较相似，抗生素治疗有效。

3）异位妊娠：一般有停经史，有不规则的阴道流血和下腹痛；异位妊娠未破裂时常仅表现为一侧下腹部隐痛不适；盆腔检查可扪及一侧附件区压痛。B超提示宫腔内不见妊娠囊，附件区可见血块形成的不均质包块，有时可见附件区妊娠囊，常观察到一侧卵巢有黄体囊肿；尿HCG阳性。

5. 治疗：治疗原则为大于5cm且囊内有中强回声光团的卵巢肿瘤患者建议手术探查。

6. 卵巢肿瘤的组织学分类：卵巢肿瘤组织学分类的卵巢组织成分复杂，是全身各脏器中原发性肿瘤类型最多的器官。普遍采用世界卫生组织（WHO）制订的分类法。

（1）上皮性肿瘤：占原发性卵巢肿瘤的50%～70%，其恶性肿瘤占卵巢恶性肿瘤的85%～90%，多见于中老年女性。卵巢表面的生发上皮，具有分化为各种苗勒管上皮的潜能，可形成浆液性、黏液性及子宫内膜样肿瘤等。根据组织学特性，分为良性、交界性和恶性。

（2）生殖细胞肿瘤：占卵巢原发性肿瘤的20%～40%，好发于儿童及青少年。来源于胚胎性腺的原始生殖细胞，其有发生多种组织的潜能。未分化者为无性细胞瘤，胚胎多能者为胚胎癌，向胚胎结构分化形成畸胎瘤，向胚外结构分化则形成内胚窦瘤、绒毛膜癌。

（3）性索—间质肿瘤：约占卵巢肿瘤的5%，来源于原始性腺的性索组织或间叶组织。向上皮分化形成颗粒细胞瘤或支持细胞瘤，向间质分化形成卵泡膜细胞瘤或间质细胞瘤。因常有内分泌功能，又称为功能性卵巢肿瘤。

（4）转移性肿瘤：占卵巢恶性肿瘤的5%～10%，原发部位多为胃肠道、乳腺及其他生殖器官。

7. 分泌激素的卵巢肿瘤包括：

（1）性索—间质肿瘤：包括卵巢颗粒细胞瘤、卵泡膜细胞瘤、睾丸支持细胞—间质细胞瘤、两性母细胞瘤、硬化性间质瘤及环管状性索瘤等，这类肿瘤占分泌激素肿瘤的极大部分。这类肿瘤命名繁多，根据肿瘤细胞形态和内分泌功能的不同，又分为女性化和男性化肿瘤。由于体腔上皮及中肾上皮形成性索，性索又进一步分化成颗粒细胞及睾丸支持细胞，它们是上皮性的；而卵泡膜细胞和睾丸间质细胞则来自间质，是间质性的，因此这类肿瘤称为性索—间质肿瘤。但对这样的命名，尚有争论。

实际在病理诊断上还有一定的困难，如对分化较差的肿瘤，很难区别它们是女性化颗粒卵泡膜细胞瘤还是男性化睾丸支持细胞—间质细胞瘤。因较幼稚的性腺细胞常向二极分化，而且肿瘤形态有相似之处，如管状颗粒细胞瘤与睾丸支持细胞瘤不易区别；黄素化的卵泡膜细胞又与睾丸间质细胞相似。真性肿瘤与增生性病变难以区别，如卵泡膜细胞瘤和卵泡膜细胞增生症不易区分。

1）颗粒细胞瘤：属低度恶性，肿瘤中等大小，椭圆形，光滑成分叶状。切面实性，肿瘤有囊性变，伴出血坏死。可发生在任何年龄，在死胎及 80 岁以上的老妪中均有发生，一般多见于更年期，平均年龄 45 岁，常有雌激素过度分泌的临床表现。发生在生育年龄女性，雌激素可致月经过多，或者雌激素水平过高的闭经。发生在儿童则有性早熟第二性征出现，子宫出血等。肿瘤可使绝经女性出现子宫增大，绝经后子宫出血。

大多数患者表现为高雌激素，颗粒细胞不论是正常或肿瘤，一般不产生雌激素，因细胞内缺乏光面内质网及线粒体，导致缺乏合成雌激素的酶；颗粒细胞所产生的高雌激素主要是靠卵泡膜细胞及间质细胞合成的雄性激素，颗粒细胞中的芳香化酶使雄激素转化为雌激素，所以颗粒细胞中也有些表现为男性化颗粒细胞瘤。

2）卵泡膜细胞瘤：属良性，肿瘤中等大小，质坚，实质，切面均质，淡黄色。卵泡膜细胞有合成类固醇激素能力。非肿瘤性卵泡膜细胞多合成雄激素，而肿瘤患者却表现为女性化，因雄烯二酮在卵巢外的脂肪组织中转化为雌酮之故。约有 10% 的卵泡膜细胞瘤表现为男性化，因肿瘤的黄素化细胞或含有间质细胞产生的雄激素未被周围脂肪所转化。

3）睾丸支持细胞—间质细胞瘤：属低度恶性，又称为睾丸母细胞瘤，肿瘤中等大小，表面光滑呈分叶状，切面实性，呈灰黄色或橘黄色。男性化现象在年轻人中表现明显，在老年人中不明显。临床先出现去女性化症状——月经稀少、稀发、乳房萎缩，以后出现男性化症状——多毛、声嘶、阴蒂肥大等。大部分支持细胞瘤表现女性征象——假性性早熟、月经多、子宫内膜增生。也有同时分泌雌激素和孕激素。肿瘤中的睾丸间质细胞常是非肿瘤性的，男性化是间质细胞起作用。

4）两性母细胞瘤：罕见，肿瘤同时有颗粒细胞瘤成分和睾丸母细胞成分。临床有女性化及男性化表现。

（2）类固醇细胞瘤：这类肿瘤分为卵巢间质黄素瘤、睾丸细胞瘤和非特异性类固醇细胞瘤。

卵巢间质黄素瘤属良性，临床80%发生于绝经后，60%的症状是不规则出血，12%有男性化表现。

睾丸细胞瘤几乎均属良性，肿瘤多见于绝经后，80%有男性化表现，血清中睾酮增多。有时可是女性化，系睾酮在卵巢外被转化为雌激素。

非特异性的类固醇细胞瘤25%~40%为恶性，实性，有恶性变潜力，在儿童中易引起早熟，50%有男性化，10%有女性化。少数患者血清中皮质素增加，引起库欣综合征。

（3）生殖细胞肿瘤：

1）无性细胞瘤：属低度至中度恶性，来自胚胎发育期未定性前的生殖细胞。一般无激素失调表现，若肿瘤中混有其他能合成激素的成分，如绒毛膜癌和性母细胞瘤或是无性细胞瘤中的巨细胞能产生绒毛膜促性腺激素致使发生性早熟或其他内分泌失调。

2）卵巢原发性绒毛膜癌：恶性，预后差，常与其他生殖细胞成分的肿瘤相混合，基本发生在儿童及青少年，肿瘤分泌绒毛膜促性腺激素使儿童早熟，雌激素升高，妊娠试验阳性。

3）具有分泌功能的畸胎瘤：畸胎瘤中含有三胚层组织，有些组织有内分泌作用。①卵巢甲状腺肿瘤：多见于生育年龄，5%的患者有甲亢症状。肿瘤良性，若为卵巢甲状腺癌则为恶性；②卵巢类癌：常见于含有消化道上皮和呼吸道上皮的畸胎瘤，也可是畸胎瘤单相分化。肿瘤未见嗜银细胞，是一种肽类激素分泌细胞，产生5-羟色胺。临床1/3患者有类癌综合征——面部潮红、血管功能紊乱、腹痛、腹泻、皮下水肿、支气管痉挛等。肿瘤为低度恶性。

（4）性母细胞瘤：是混有生殖细胞和性腺间质成分的卵巢肿瘤，即由生殖细胞及类似不成熟的颗粒细胞或睾丸支持细胞所组成，80%的患者有女性表形而有不同程度的男性化表现，如乳房、外阴发育不良，不同程度的阴蒂肥大、多毛及声音低沉；20% 为男性表型，伴隐睾，尿道下裂和女性内生殖器。肿瘤产生类固醇激素，肿瘤中的似颗粒细胞及睾丸支持细胞产生雌激素，睾丸间质细胞及黄素化细胞产生雄激素，当混有滋养细胞时产生绒毛膜促性腺激素。肿瘤属低度恶性，若合并内胚窦瘤等则为高度恶性。

（5）具有酶活性的间质细胞瘤：某些上皮性肿瘤也具有分泌作用，激素不是来自肿瘤细胞，而是其间质细胞所分泌。转移性肿瘤也可有类似情况，大多表现为雌激素升高，绝经后阴道流血，子宫内膜增生，少数有男性化。间质细胞分泌激素机制：①间质细胞被绒毛膜促性腺激素所刺激；②间质细胞对局部肿瘤反应；③绝经后女性垂体分泌的黄体生成素（LH）增高而使间质黄素化。

（6）卵巢肿瘤的其他内分泌功能：

1）高血钙：卵巢透明细胞型腺癌常引起高血钙。

2）甲状腺功能亢进：卵巢恶性畸胎瘤产生促甲状腺激素。

3）低血糖：卵巢纤维瘤、浆液性囊腺癌等常合并低血糖，因肿瘤释放胰岛素样物质。

4）多血症：某些卵巢肿瘤刺激血红蛋白合成，引起多血症。

5）异位促性腺激素：卵巢畸胎瘤和绒毛膜癌可产生促性腺激素。

6）异位泌乳素：卵巢畸胎瘤及绒毛膜癌可产生泌乳素。

（李　强）

九、卵巢恶性肿瘤

（ovarian cancer）

【住院医师指令】

某医院妇产科的住院医师，今天在门诊值班，进来一位患者就诊，请完成问诊、查体，并回答患者的提问。

【标准化患者（SP）信息】

陈某，52 岁，已婚女性，绝经 2 年，腹胀，食欲减退 2 个月。无阴道流血，无恶心呕吐，无腹泻和便秘，无发热，未使用任何药物。既往月经正常,5/（27 ~ 29）天。孕产史 2-0-3-2，末次分娩为 20 年前，足月分娩一女，丈夫和女儿健康，无避孕。家族史、过敏史无特殊。无手术及外伤史。无传染病史。

查体：腹膨隆，移动性浊音阳性。

妇科检查：外阴正常，阴道光滑通畅，宫颈光滑，经产式，宫体水平位，正常大小。子宫右后方可触及一约 8cm 大小的囊实性肿物，欠活动，不规则，触痛（−），子宫左侧（−）。

阴道超声结果：前位子宫，正常大小，内膜厚 4mm，右侧附件区可见大小约 80 mm × 80 mm × 70 mm 的囊实性包块，包膜完整，囊内见分隔，隔上见乳头凸向囊内，血流信号丰富（附录一图 1-2）。左侧卵巢大小正常，盆腹腔见大量液性暗区。

【问题】

问题 1. 需要进行哪些辅助检查进一步确诊（三种或以上）？

问题 2. 如何向患者交代病情？该患者的诊断是什么？治疗原则是什么？

问题 3. 卵巢癌的分期？

问题 4. 卵巢癌的手术方式？

【评分标准】

序号	项目	评分细则	分值	得分	扣分原因
1	病史采集（20分）	围绕症状询问，主诉总结规范	5		
		详细询问诊疗过程	10		
		详细询问既往史、婚育史、手术史、家族史、过敏史	5		
2	诊断（10分）	诊断正确	10		
3	诊断依据（10分）	诊断依据充分	10		
	鉴别诊断（10分）	鉴别诊断正确	10		
4	回答问题（30分）	问题1、2各5分 问题3、4各10分	问题1		
			问题2		
			问题3		
			问题4		
5	医患沟通（20分）	语言通俗易懂	10		
		患者充分知情	5		
		住院医师具备同情心及爱伤观念	5		
	考官签名		总分		

第一年规培住院医师（PGY1）：问题1、2必选，3、4可选
第二年规培住院医师（PGY2）：问题1～3必选，4可选
第三年规培住院医师（PGY3）：问题1～4必选

【解析】

1. 进一步确诊所需的辅助检查：

（1）肿瘤标志物：CA125、CA199、CEA、AFP、HE4。

（2）腹水查脱落细胞。

（3）CT。

（4）MRI。

2. 诊断：盆腔包块性质待查：卵巢癌？

3. 鉴别诊断：

（1）卵巢子宫内膜异位囊肿。

（2）盆腔炎性包块。

（3）结核性腹膜炎。

4. 治疗原则：对患者进行全面评估后，进行手术探查，手术治疗后进行化疗。

5. 卵巢癌的分期：

（1）Ⅰ期：病变局限于卵巢。临床报道，对已有广泛转移的卵巢癌晚期患者，在获得准确的卵巢癌分期基础上施行肿瘤细胞减灭术或大块切除术辅以化

疗仍可获得理想的效果。

a 期：病变局限于一侧卵巢，包膜完整，表面无肿瘤，无腹水。

b 期：病变局限于双侧卵巢，包膜完整，表面无肿瘤，无腹水。

c 期：Ⅰa 或 Ⅰb 期病变已穿出卵巢表面，或包膜破裂，或在腹水中或腹腔洗液中找到恶性细胞。

（2）Ⅱ期：病变累及一侧或双侧卵巢，伴盆腔转移。临床手术对卵巢癌分期的准确性易受主观因素的影响，而腹盆腔 CT 扫描可弥补手术分期的不足，术前分期的准确性可达到 70% ~ 90%。

a 期：病变扩展或转移至子宫或输卵管。

b 期：病变扩展至其他盆腔组织。

c 期：Ⅱa 或 Ⅱb 期病变，肿瘤穿出卵巢表面；或包膜破裂；或在腹水或腹腔洗液中找到恶性细胞。

（3）Ⅲ期：病变累及一侧或双侧卵巢，伴盆腔以外种植或腹膜后淋巴结转移时的卵巢癌分期：

a 期：病变大体所见局限于盆腔，淋巴结阴性，但镜下腹腔腹膜面有种植瘤。

b 期：腹腔腹膜种植瘤直径＜ 2cm，淋巴结阴性。

c 期：腹腔腹膜种植瘤直径≥ 2cm，或伴有腹膜后或腹股沟淋巴结转移。

（4）Ⅳ期：远处转移。腹水存在时需找到恶性细胞；肝转移（累及肝实质）。

6. 卵巢癌的手术方式：

（1）全面分期手术：适用于临床早期的卵巢恶性肿瘤患者。

（2）再次全面分期手术：因各种原因在首次手术时未能行全面分期手术，术后尚未行抗肿瘤治疗，应酌情再次手术，施行全面探查和完成分期手术。

（3）保留生育功能的全面分期手术：对于所有卵巢恶性生殖细胞肿瘤，不论临床期别早晚，只要患者有生育要求，并且子宫和一侧卵巢外观无肿瘤，就可行保留生育功能的全面分期手术。

（4）肿瘤细胞减灭术：初始肿瘤细胞减灭术适用于临床拟诊为中晚期的卵巢恶性肿瘤患者。中间性肿瘤细胞减灭术适用于新辅助化疗后肿瘤缩小可能满意切除的病例，或者首次手术时残留肿瘤较多、较大，经 2 ~ 3 个疗程化疗后再次手术的病例。

（李　强）

十、妇科恶性肿瘤病情告知

（diagnosis disclosure in gynecologic malignancy）

【住院医师指令】

某医院妇产科住院医师，今天在门诊值班，进来一位复诊的患者，2 周前因为持续 3 个月有严重的不规则阴道出血，社区医院予以口服避孕药治疗，无缓解，遂就诊。

超声检查提示：子宫内膜增厚。随后患者接受了宫腔镜检查和分段刮宫手术。

病理结果报告：

XXXX 医院
病理科

患者姓名：张XX　　　ID 号：123456　　　年龄：40 岁　　　日期：2018-08-18
标本名称：宫颈管内容物、宫腔内容物
病理报告：
（宫颈管内容物）：见少许血凝块及鳞状上皮细胞，未见明显异常。
（宫腔内容物）：子宫内膜样腺癌，中分化。

请获取患者的病史，告知其病理结果、诊断、治疗，并解释患者的提问。

【标准化患者（SP）信息】

张女士，40 岁，公务员。目前未婚，没有不良性生活史，即将与未婚夫结婚，婚期定在半年后，打算婚后生育两个孩子。

目前患者与父母同住，关系融洽，家里有一个哥哥，父母是教师，哥哥是律师。月经初潮时间是 10 岁，月经不规则，月经周期约 1 ~ 6 个月。每次月经持续 4 ~ 5 天，经量适中，中度痛经。从未做过宫颈刮片检查。

患者体型微胖，近期体重无明显改变，从不抽烟，偶尔少量饮酒。除了最近3个月，没有长期药物服用史。4个月前，月经周期缩短，每20天来1次月经，且每次月经量增多，伴有鲜红色血块，没有腹痛症状，就诊于社区医院，社区医生开了3个周期的短效口服避孕药，可以维持3个月。开始口服避孕药后月经量减少，且月经周期变得正常，但是非月经期时仍然有少量阴道出血，又就诊于这家医院，医生建议行宫腔镜检查及分段诊刮术。患者手术后感觉良好，没有不舒服，没有腹痛，没有阴道排液，但每天仍有少许阴道出血。

患者对手术后的病理结果表示担心，当听到子宫内膜癌的病理结果非常沮丧，认为社区医生误诊，耽误了病情，导致疾病进一步发展。

患者平素身体健康，没有吸毒史，无烟酒嗜好。无重大疾病的家族史，无过敏史。此次就诊希望医生帮助解决疑惑的问题。

【问题】

问题1. 分段诊刮术的病理结果如何解读？

问题2. 这是癌症吗，可以治愈吗？

问题3. 我为何患此病？

问题4. 会影响生育吗？

问题5. 需要进行什么治疗？要手术吗？手术有哪些风险？

问题6. 还需哪些补充治疗？放疗的风险和副作用有哪些？

问题7. 治疗后会复发吗？需随访的内容有哪些？

【评分标准】

序号	项目	评分细则	分值	得分	扣分原因
1	病史采集的完整性（20分）	月经史：既往月经不规则，月经周期延长	3		
		在最近12个月，除了近3个月口服短效口服避孕药外，无药物摄入史	3		
		高危因素：无糖尿病，不抽烟，不嗜酒，不曾生育	3		
		没有恶性肿瘤家族史	3		
		生育要求：半年后将结婚，有生育小孩的想法	3		
		社会关系：经济稳定，家庭教育良好，与父母及兄弟关系融洽	3		
		既往没有药物摄入史，没有手术史	2		

序号	项目	评分细则	分值	得分	扣分原因
2	病理结果解读（25分）	采用非医学语言耐心解读	5		
		子宫内膜恶性肿瘤	5		
		疾病分期尚不能确定，手术前需要行 MRI 检查进一步确定	5		
		需要行全子宫切除术 + 双侧卵巢输卵管切除术，必要时需行盆腔淋巴结清扫	5		
		手术相关：术后丧失生育能力，如果经腹手术则采取下腹正中竖切口或耻骨上横切口；如果经腹腔镜手术则切口较小。告知手术相关风险，例如麻醉意外风险，深静脉血栓风险，膀胱损伤风险、肠管损伤风险，出血、感染风险等	5		
3	告知治疗后情况（20分）	手术后将不能生育，没有月经，性激素下降后续风险如骨质疏松、围绝经综合征	5		
		激素替代的风险	5		
		疾病分期决定预后，五年生存率从 I 期的 95% 至 IV 期的 10% 不等	3		
		根据病理类型及高危因素，有可能需要手术后放疗	5		
		在妇科肿瘤病房住院期间，需要妇科医生及肿瘤科医生共同管理	2		
4	医患沟通技巧（25分）	解释患者对初期在社区医院保守治疗的疑问	10		
		确认患者已经充分了解病情	5		
		医生是否具备同情心	5		
		患者是否愿意配合下一步处理	5		
5	整体评分（10分）	病史询问完整	2		
		诊断正确	2		
		解释合理，通俗易懂	3		
		对患者进行充分人文关怀	3		
考官签名			总分		

第一年规培住院医师（PGY1）：1、2、4、5 必选，3 可选

第二年规培住院医师（PGY2）：1 ~ 5 必选

第三年规培住院医师（PGY3）：1 ~ 5 必选

【解析】

医患沟通存在于临床医疗中的各环节，良好的医患沟通可以提高患者的依从性，提高医疗效果，提升患者满意度。

病情告知是医患沟通中的重要内容。病情告知包括疾病的诊断（可能是明确诊断，亦可能诊断不明确）、可能的病因、治疗的计划及可能的治疗效果。妇科疾病尤其是恶性肿瘤的治疗具有可能影响生育功能、性生活功能的特殊性，增加了沟通的难度。恶性肿瘤患者的病情告知还应考虑患者因肿瘤难治性或治疗效果的不确定性带来的巨大心理压力。培养住院医师向患者和家属病情告知的能力也是住院医师规范化培训的重要内容。为此，我们设计了以"子宫内膜癌"为例的病情告知的考核案例。

详细询问病史，了解患者是否存在子宫内膜癌相关的高危因素，如高龄、未孕、肥胖、糖尿病、雌激素治疗史、月经初潮年龄早等等。本案例中患者 10 岁月经初潮，平时月经不规则，40 岁未孕，体型微胖，这些均为子宫内膜癌的高危因素。故在该患者出现不规则阴道流血时应及时行超声检查了解子宫内膜的情况，必要时诊断性刮宫排除子宫内膜病变。

依据患者病史（3 个月不规则阴道流血）和病理诊断（子宫内膜样腺癌，中分化），可明确诊断为子宫内膜癌 G2 型。按照 2018 年 NCCN 指南（V2 版）推荐，不适合保留生育功能。但患者未婚未孕，近期又有结婚计划，故病情告知中要考虑到患者的心理状况和情绪影响，还要考虑到病情告知人的范围和谁为治疗方案的决策人，要不要告知其未婚夫？未婚夫可否作为治疗方案决策人？

患者目前的病情应行手术治疗，术前应行 MRI 平扫＋增强检查，进一步评估明确病变范围以指导手术方案的制订，如肿瘤局限在子宫体，可行全子宫＋双附件切除＋必要时淋巴结清扫行手术分期。如果患者对手术有顾虑，应告知手术的必要性和不行手术的危害性。如同意手术，应告知手术相关风险，如麻醉意外、邻近脏器损伤、术后深静脉血栓等。

还应告知手术后续治疗问题。该患者为 I 期 G2 型，可继续随访，也可补充治疗。补充治疗以放疗为主，在阴道残端愈合后尽早开始，最好不超过术后 12 周。告知放疗可能的副作用如血液系统毒性、胃肠道毒性、消化道梗阻和皮肤毒性等。在患者充分知情后选择后续治疗方案。

恶性肿瘤的复发也是病情告知的重要内容。肿瘤的病理组织学和分期是影响子宫内膜癌预后的主要因素，I 期子宫内膜癌的 5 年生存率约为 80% ~ 90%，应告知患者，增强其积极配合治疗的信心。

　　恶性肿瘤治疗后的随访是病情告知的另一重要内容，应告知本例患者初始治疗结束后需定期随访，内容包括可能的复发症状、随访的指标（如 CA125）和检查频率等，还应进行健康宣教，指导可取的生活方式，性健康宣教，指导性生活等。

（吴　婵　李　洁）

十一、TP 方案化疗

（TP chemotherapy）

【住院医师指令】

　　某医院妇产科的住院医师,今天在门诊值班,进来一位精神萎靡的患者就诊。

　　该患者 3 月前因"卵巢癌"在我院行经腹肿瘤细胞减灭术。

　　术后病理示:卵巢低分化浆液性囊腺癌 IIIc 期。

　　术后给予紫杉醇和卡铂联合化疗方案（TP 方案）,即紫杉醇 240mg 和卡铂 600mg,静脉化疗三个疗程,半月前刚完成第三疗程静脉化疗。

【标准化患者（SP）信息】

　　王某,52 岁,因"卵巢癌术后 3 月,第三次化疗后 15 天,全身乏力 3 天"就诊。精神萎靡,纳差伴恶心,无呕吐。既往月经正常,5/（27 ~ 29）天,末次月经:3 月前。孕产史 2-0-2-2,末次妊娠为 25 年前,足月分娩一女,丈夫和子女均健康。家族史、过敏史无特殊。无其他手术及外伤史。无传染病史。

　　查体: T 37.0℃, P 96 次 / 分, R 16 次 / 分, BP 120/70mmHg。

　　妇科检查:外阴和阴道正常,阴道分泌物正常,阴道残端愈合可,盆腔未及异常,全腹无压痛及反跳痛。

　　检验:血常规, WBC 1.3×10^9/L, N 0.7×10^9/L, Hb 101g/L, PLT 82×10^9/L。肿瘤标记物正常。

　　阴道超声结果:全子宫切除术后观,盆腔未见异常,子宫直肠窝（-）。

【问题】

　　问题 1. 给出最可能的诊断及诊断依据。

　　问题 2. 向患者交代病情,并给出治疗方案。

　　问题 3. 介绍骨髓抑制的分级。

　　问题 4. 介绍 TP 化疗方案中主要药物的主要副作用及预防措施。

【评分标准】

序号	项目	评分细则	分值	得分	扣分原因
1	病史采集（20分）	围绕症状询问，主诉总结规范	5		
		详细询问诊疗过程	10		
		详细询问既往史、婚育史、手术史、家族史、过敏史	5		
2	诊断（10分）	诊断正确	10		
3	诊断依据（10分）	诊断依据充分	10		
4	鉴别诊断（10分）	鉴别诊断正确	10		
5	回答问题（30分）	问题1、2各5分 问题3、4各10分	问题1		
			问题2		
			问题3		
			问题4		
6	医患沟通（20分）	语言通俗易懂	10		
		患者充分知情	5		
		住院医师具备同情心及爱伤观念	5		
	考官签名		总分		

第一年规培住院医师（PGY1）：问题1、2必选，3、4可选

第二年规培住院医师（PGY2）：问题1～3必选，4可选

第三年规培住院医师（PGY3）：问题1～4必选

【解析】

1. 诊断：Ⅲ度骨髓抑制，卵巢癌Ⅲc期术后，第三次化疗后。

2. 诊断依据：

（1）3个月前，因"卵巢癌行经腹肿瘤细胞减灭术"。

（2）术后病理示："卵巢低分化浆液性囊腺癌Ⅲc期"。

（3）术后接受TP方案，即紫杉醇240mg和卡铂600mg，静脉化疗三个疗程，已完成第三个疗程。

（4）检验：血常规：WBC 1.3×10^9/L，N 0.7×10^9/L，Hb 101g/L，PLT 82×10^9/L。

（5）阴超结果：全子宫切除术后观，盆腔未见异常，子宫直肠窝（-）。

3. 鉴别诊断：

（1）急性胃肠炎。

（2）上呼吸道感染。

4. 治疗原则：升白治疗，纠正贫血，静脉补液。

5. 骨髓抑制的分级：

分级	0	1	2	3	4
血红蛋白（g/L）	≥ 110	109 ～ 95	94 ～ 80	79 ～ 65	< 65
白细胞（10^9/L）	≥ 4.0	3.9 ～ 3.0	2.9 ～ 2.0	1.9 ～ 1.0	< 1.0
粒细胞（10^9/L）	≥ 2.0	1.9 ～ 1.5	1.4 ～ 1.0	0.9 ～ 0.5	< 0.5
血小板（10^9/L）	≥ 100	99 ～ 75	74 ～ 50	49 ～ 25	< 25

6.TP 化疗方案中常用药物的副作用及预防措施：

（1）紫杉醇：紫杉醇发生过敏反应的概率相对比较高，而概率最大为 I 型过敏反应。主要表现为：皮肤瘙痒、潮红、呼吸困难、恶心、弥漫性荨麻疹、血管性水肿等，严重者可导致死亡的发生。严重过敏反应几乎都发生在给药后的 2 ～ 3 分钟左右，并且大多数患者发生于首次或第二次用药时。过敏反应的发生可能与组胺的释放、患者接受放射线有关。紫杉醇给药前 6 ～ 12 小时给予地塞米松 20mg 静脉注射或者口服，治疗前 30 分钟给予苯海拉明 50mg 静注，或者在治疗前 30 分钟给予 150mg 雷尼替丁静脉注射，均可预防过敏反应的发生。虽并不能完全防止过敏反应的出现，但可将发生率降至 1% ～ 3%。若患者出现严重过敏反应，如血压下降，出现全身皮疹、红疹，且伴有支气管痉挛时，必须立即停药并给予对症治疗，随时监护患者的心率、血压、呼吸，同时告知患者及家属不可再次使用紫杉醇治疗。

（2）卡铂：骨髓抑制是卡铂剂量限制性毒性。注射后 14 ～ 24 天白细胞和血小板降至最低，一般在 35 ～ 41 天可恢复正常水平。对白细胞低于 4000/mm³ 及血小板低于 8 万 /mm³ 者都应慎用或减量应用。一般体质差，≥ 65 岁的患者和加强化疗的复治患者，产生的骨髓抑制更严重，持续时间更长。卡铂与其他骨髓毒性药物合用或配合放疗，骨髓抑制会加重。但只要应用合理适当，骨髓抑制是可逆的，不会产生累积效应。

（3）顺铂：

1）肾毒性：累积性及剂量相关性肾功能不全是顺铂的主要限制性毒性，一般剂量每日超过 90mg/m² 即为肾毒性的危险因素。主要为肾小管损伤。急性损害一般见于用药后 10 ~ 15 天，血尿素氮（BUN）及肌酐（Cr）增高，肌酐清除率降低，多为可逆性，反复高剂量治疗可致持久性的轻至中度肾损害。目前除水化外尚无有效预防本品所致的肾毒性的手段。

2）消化道反应：严重的恶心、呕吐为主要的限制性毒性。急性呕吐一般发生于给药后 1 ~ 2 小时，可持续一周左右。故用顺铂时需并用强效止吐剂，如 5- 羟色胺 3（5-HT$_3$）、受体拮抗止吐剂恩丹西酮等，基本可控制急性呕吐。

（李　强）

十二、葡萄胎

（molar pregnancy）

【住院医师指令】

　　某医院妇产科的住院医师，今天在门诊值班，进来一位年轻女性，患者拿着外院（外地某三甲医院）检查的超声报告就诊。

【标准化患者（SP）信息】

　　27 岁，某公司职员，结婚 1 年。平时月经周期规则，6/30 天，末次月经约 3 月前。末次月经后 40 天自测尿妊娠试验阳性，就诊于社区医院，行超声检查提示宫内早孕，未见胎心搏动，建议两周后复查超声，因工作繁忙未去复查。5 天前出差去外地，3 天前因出现少量阴道流血，在当地的某三甲医院做了超声检查未见妊娠证据。既往体健，无其他病史，无不良嗜好。

　　本院经阴道超声检查结果如下：前位子宫，子宫大小约 59mm×95mm×64mm，宫腔内见 47.9mm×70.8mm×50.7mm 不均质占位，呈蜂窝状，见丰富血流信号，距前壁浆膜层 5mm，前壁中段肌层境界不清，子宫后壁肌层境界清，双附件未见异常，子宫直肠窝（−）。

　　患者对于初次怀孕出现阴道流血和超声显示异常很担心，希望医生解决以下问题：

　　1. 目前的详细病情情况。

　　2. 为什么出现这种情况？

　　3. 下一步如何处理？

【评分标准】

序号	项目	评分细则	满分	得分	扣分原因
1	病史采集（15 分）	主诉及现病史的详细询问	5		
		月经史及孕产史的详细询问	3		

序号	项目	评分细则	满分	得分	扣分原因
1	病史采集（15分）	诊疗经过的询问（尿妊娠试验的结果及检查时间）	5		
		既往史的询问	2		
2	超声结果解读（15分）	采用非医学术语解读	5		
		目前的超声诊断	10		
3	诊断（5分）	诊断正确	5		
4	诊断依据（5分）	诊断依据充分	5		
5	鉴别诊断（5分）	鉴别诊断（流产、双胎妊娠等）正确	5		
6	提出治疗方案（20分）	收住院行清宫术（完善血常规、凝血功能、血型、肝肾功能等检查，备血前提下手术）	10		
		随访及避孕（清宫后每周1次复查HCG，连续3次阴性后每月1次共6个月，然后2个月1次至第一次阴性后1年）	10		
7	医患沟通（15分）	确认患者已经充分了解病情	5		
		住院医师是否具备同情心及爱伤观念	5		
		患者是否愿意配合下一步处理	5		
8	清宫术后病理诊断为"葡萄胎"，HCG 结果如下（备注）（20分）	目前诊断及诊断依据	10		
		下一步治疗方案	10		
9	化疗四个疗程后HCG 下降至 136 mIU/mL，第五次化疗后 HCG 为 120 mIU/mL，超声检查子宫肌层内病灶大小约 3cm×4cm，边缘达浆膜层（20分）	下一步治疗计划	10		
		沟通病情	10		
	考官签名		总分		

备注：血 HCG：术前：26500 mIU/mL；术后第一天：1200mIU/mL；术后1周：2015 mIU/mL；术后两周：2732 mIU/mL。化疗前胸部 CT：未见明显异常。

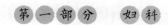

第一年规培住院医师（PGY1）：1～7必选，8，9可选

第二年规培住院医师（PGY2）：1～8必选，9可选

第三年规培住院医师（PGY3）：1～9必选

附：FIGO/WHO 预后评分系统（2000 年）

评分	0	1	2	4
年龄（岁）	< 40	≥ 40	–	–
前次妊娠	葡萄胎	流产	足月产	–
距前次妊娠时间（月）	< 4	4~7	7~12	> 12
治疗前血 HCG（IU/L）	≤ 10^3	10^3~10^4	10^4~10^5	> 10^5
最大肿瘤大小（包括子宫）	–	3~5cm	≥ 5cm	
转移部位	肺	脾、肾	胃肠道	肝、脑
转移病灶数目	–	1~4	5~8	> 8
先前失败化疗	–	–	单药	两种或两种以上药物

【解析】

　　通过对患者的诊疗，评价住院医师是否熟悉葡萄胎的诊断及相关处理。在进行问诊的过程中要准确得到相关的病史，包括平时月经周期及经期情况、末次月经日期、阴道流血的详细问诊、早孕反应出现的时间及轻重、诊疗经过的询问等。

　　葡萄胎患者多出现停经后阴道流血，妇科检查子宫大于停经月份。超声是诊断葡萄胎的一项可靠和敏感的辅助检查，血清 HCG 定量是诊断葡萄胎的另一项重要辅助检查。葡萄胎的染色体可为二倍体（完全性）亦可为三倍体（部分性）异常，凡是停经早期超声检查未见胎心的孕妇应注意复查超声以进一步明确诊断，排除其他异常情况。临床诊断为葡萄胎首选清宫术，且必须送病理检查，结果证实葡萄胎后应警惕妊娠滋养细胞肿瘤（GTN）的可能，术后严格规律随访及避孕。在葡萄胎的随访过程中，如果两周内 HCG 连续 3 次升高超过 10%或者三周内 HCG 值 4 次保持稳定，且无宫外病灶及宫腔内病灶残留，应该及时诊断 GTN，并且需要完善妇科检查、妇科超声及胸部 CT 等检查，有助于 GTN 的分期。依据 FIGO/WHO 2000 年预后评分系统，该患者滋养细胞肿瘤 FIGO 分期为 I 期，FIGO/WHO 评分为 3 分，诊断为妊娠滋养细胞肿瘤（I：3）。患者的治疗方案需要根据分期评分给予化疗。针对此案例低危患者，化疗药物选择甲氨蝶呤或者放线菌素–D。化疗剂量选择：MTX0.4mg/kg（最多 25mg）静脉注射或者肌内注射连续 5 天，每 2 周 1 次；放线菌素–D 0.5mg 静脉注射 5 天，每 2 周 1 次。

在评价住院医师诊疗思路的同时还应注重评价沟通的技巧，询问病史及交流的过程中，尽量避免使用医学术语，并且需要重视患者的需求，确认患者通过诊疗，是否已经充分了解病情，并且需要理解患者是否有进一步的问题需要询问。

（卢先艳）

十三、异常子宫出血

（abnormal uterine bleeding，AUB）

【住院医师指令】

　　某医院妇产科的住院医师，今天在门诊值班，一位 17 岁患者因阴道出血 1 月余就诊。

【标准化患者（SP）信息】

　　17 岁，阴道出血 1 月余，头晕 2 周。既往月经初潮 13 岁（7～10）/（20～40）天，量中，无痛经。未婚，否认性生活史。末次月经：1 个月前，至今未净。家族史、过敏史无特殊，无手术及外伤史，无传染病史。

　　查体：T 37.0℃，P 78 次 / 分，R 16 次 / 分，BP 120/70mmHg。

　　肛查：子宫前位，正常大小。无压痛，双附件区无异常。

　　检验：血常规结果为 WBC 9.0×10^9/L，Hb 51g/L，PLT 310×10^9/L。尿 HCG 阴性。肿瘤标记物正常。

　　腹部超声结果：前位子宫，正常大小，内膜厚 15mm，双侧卵巢大小正常，子宫直肠窝（–），见附录一图 1-3。

　　去年有过类似出血情况，住院治疗后好转。

【问题】

　　问题 1. 诊断是什么？如何止血？需与哪些疾病鉴别诊断？

　　问题 2. 止血后如何处理？请给出治疗方案。

　　问题 3. 简单介绍你所知道的可以用于止血的药物及用药方案。

　　问题 4. 简述性激素止血的作用机制。

【评分标准】

序号	项目	评分细则	分值	得分	扣分原因
1	病史采集（20分）	围绕症状询问，主诉总结规范	5		
		详细询问诊疗过程	10		
		详细询问既往史、婚育史、手术史、家族史、过敏史	5		
2	诊断（10分）	诊断正确	10		
3	诊断依据（10分）	诊断依据充分	10		
	鉴别诊断（10分）	鉴别诊断正确	10		
4	回答问题（30分）	问题1、2各5分 问题3、4各10分	问题1		
			问题2		
			问题3		
			问题4		
5	医患沟通（20分）	语言通俗易懂	10		
		患者充分知情	5		
		住院医师具备同情心及爱伤观念	5		
考官签名			总分		

第一年规培住院医师（PGY1）：问题 1 ~ 3 必选，4 可选

第二年规培住院医师（PGY2）：问题 1 ~ 4 必选

【解析】

该案例主要是评价住院医师是否掌握 AUB 的诊断及止血治疗方案及其对止血机制的熟悉程度。

1. 诊断：无排卵 AUB，重度贫血。

2. 诊断依据：

（1）17 岁，既往月经（7 ~ 10）/（20 ~ 40）天，量中，无痛经。未婚，否认性生活史。末次月经（LMP）：1 个月前。

（2）因"阴道出血 1 月余，头晕 2 周"就诊。

（3）曾因大量阴道出血住院治疗。

（4）肛查：子宫前位，正常大小，无压痛。双附件区无异常。

（5）血常规：WBC 9.0×10^9/L，Hb 51g/L，PLT 310×10^9/L。尿妊娠试验阴性。肿瘤标记物正常。

（6）腹部超声结果：前位子宫，正常大小，内膜厚 15mm，双侧卵巢大小正常，子宫直肠窝（−）。

3. 鉴别诊断：在对无排卵性子宫出血开始治疗前需排除妊娠和盆腔感染。此外，除下丘脑−垂体−卵巢轴不成熟以外，还应根据临床表现在必要时评估可能引起 AUB 的其他原因。

（1）异位妊娠：有性生活史，一般有停经史，有不规则的阴道流血和下腹痛；尿妊娠试验阳性。

（2）子宫黏膜下肌瘤：常伴有经期延长，经量增多。B 超可见子宫肌瘤突向宫腔。

（3）子宫内膜病变：常合并不规则阴道流血，B 超可见子宫内膜增厚或宫腔占位。

（4）多囊卵巢综合征：常合并高雄激素表现（痤疮、多毛和阴蒂肥大）。

4. 治疗原则：纠正贫血、止血、调整月经周期。

（1）纠正贫血：根据患者情况评估是否需要输血，需考虑血红蛋白水平、失血量、生命体征，以及能否通过立即静脉补液、血浆扩容和激素治疗来迅速控制出血和维持血流动力学稳定。一旦情况稳定并能够口服药物时尽快开始补充铁剂，每日服用 1 或 2 次 60mg 的元素铁。该患者头晕 2 周，血红蛋白 51g/L，可考虑输红细胞悬液 400mL，提升血红蛋白水平。

（2）常用药物止血方法：孕激素内膜脱落法、雌激素内膜生长法、内膜萎缩法和复方激素治疗。前者应用于贫血较轻的患者，后三者用于贫血严重需立即止血的患者。

1）孕激素内膜脱落法：对于无排卵性子宫出血患者，由于内膜缺乏孕激素影响，给予患者孕激素使增生的内膜转变为分泌期，停药后内膜剥脱出血，如同一次排卵月经，随后新生内膜增生修复创面止血。常用黄体酮 20mg 肌内注射，每日 1 次，连用 3 ～ 5 日。也可用甲羟孕酮片 8 ～ 10mg/d，连用 10 日；或炔诺酮片 5mg/d，连用 7 ～ 10 日。停药后 2 ～ 3 日发生撤药性出血。值得注意的是，这种撤药性出血往往出血量较大，因此适合于贫血程度较轻、长期淋漓不尽的患者；且用药前应告知患者停药后会有一次月经来潮，且出血量可能较多，以免造成患者惊慌；若出血时间持续 10 日以上，应怀疑存在器质性病变，需进一步检查。止血后调整周期可采用黄体酮定期撤退法或后半周期疗法。

2）雌激素内膜生长法：用药原理在于应用大剂量雌激素促使内膜在原有厚度的基础上增生，从而修复创面而达到止血目的。常用苯甲酸雌二醇 2 ~ 4mg 肌内注射，每 6 ~ 8 小时重复 1 次，直至血止；血止后改用口服雌激素制剂。对于急性出血量大，血红蛋白 < 70g/L 的患者，目前推荐采用大剂量倍美力止血，1.25 ~ 2.5mg，每 6 小时或 8 小时 1 次（剂量因人而异，积极纠正贫血），血止后按每 3 日减量不超过 1/3 的方法递减，以免引起突破性出血，持续至止血后 20 日后加用孕激素，停药后发生撤药性出血。雌激素内膜生长法只适用于内源性雌激素不足的患者，包括青春期未婚女性及贫血患者。雌激素治疗为纠正贫血争取时间。口服避孕药同时含有雌孕激素成分，雌激素可以修复内膜，孕激素能促进内膜成熟，临床上常用于功血的治疗。妈富隆是一种低剂量高效复合型口服甾体避孕药，经临床研究证实对青春期和绝经过渡期止血均有良好的止血效果，不良反应小。

3）内膜萎缩法：止血原理为大剂量合成孕激素通过负反馈抑制垂体分泌促性腺激素，从而抑制卵巢分泌雌激素，使子宫内膜萎缩而达到止血目的。连续用法采用口服左炔诺孕酮每日 2 ~ 3mg、炔诺酮 5 ~ 10mg、醋酸甲地孕酮 8mg、醋甲孕酮 10mg 等，连续 22 日。目的是使增殖或增生的内膜蜕膜化，继而分泌耗尽而萎缩。血止后逐渐减量并停药，内膜脱落出血。但是在用药期间，可能发生间断的少量阴道出血，甚至淋漓不断。

4）复方激素治疗：对于重度无排卵性子宫出血合并贫血者初始给予含有较高剂量雌激素（即 50μg 炔雌醇）及 0.5mg 炔诺孕酮或 1mg 炔诺酮的单相复方口服避孕药，以尽快控制出血。①每 4 ~ 6 小时口服 1 片直至出血好转（一般在 24 小时内缓解）；②然后每 8 小时口服 1 片，持续 3 日；③然后每 12 小时口服 1 片，最多用 2 周；④然后每日口服 1 片维持 1 ~ 2 周，停用激素 3 日以来引发撤药性出血。

其他辅助止血药物：包括抗纤溶药物、非类固醇抗炎药、丹那唑等。氨甲环酸类抗纤溶药物在止血疗效方面明显优于其他几类，且药物不良反应少。丹那唑止血效果好，但是因为肝脏不良反应明显，故不适合长期使用。

（李　强）

十四、多囊卵巢综合征

（polycystic ovary syndrome，PCOS）

【住院医师指令】

　　某医院妇产科的住院医师，今天在门诊值班，一位29岁患者因月经不规则就诊。

【标准化患者（SP）信息】

　　29岁，已婚女性，同居未避孕未孕6年。既往月经规律，6年前人工流产后月经稀发，（1～5）天/（1～6）月。现在身高160cm，体重85kg，近6年体重增长30kg。近2年来，出现痤疮且逐渐加重，肥胖、多毛。

　　妇科检查：已婚未产，阴毛浓重；阴道通畅，分泌物极少，干涩；宫颈光滑；子宫前位，正常大小；附件未及异常。

　　腹部超声结果：双侧卵巢增大，内有数个（＞15）针尖样卵泡，呈车轮状排列，见附录一图1-4。

　　激素检查结果：LH/FSH＞5、睾酮轻度升高。

【问题】

　　问题1.向患者交代病情及诊断，并给出治疗方案。

　　问题2.介绍育龄期PCOS和青春期PCOS的诊断标准。

【评分标准】

序号	项目	评分细则	分值	得分	扣分原因
1	病史采集（20分）	围绕症状询问，主诉总结规范	5		
		详细询问诊疗过程	10		
		详细询问既往史、婚育史、手术史、家族史、过敏史	5		
2	诊断（10分）	诊断正确	10		
3	诊断依据（10分）	诊断依据充分	10		
4	鉴别诊断（10分）	鉴别诊断正确	10		

续表

序号	项目	评分细则	分值	得分	扣分原因
5	回答问题（30分）	每个问题15分，评分标准： 准确回答15分 基本正确10分 部分错误5分 完全不对0分	问题1		
			问题2		
6	医患沟通（20分）	语言通俗易懂	10		
		患者充分知情	5		
		住院医师具备同情心及爱伤观念	5		
考官签名			总分		

另一至三年规培住院医师（PGY1、PGY2、PGY3）问题 1 ~ 2 必选

【解析】

1. 本病的初步诊断：多囊卵巢综合征。

2. 诊断依据：从病史［同居未避孕未孕6年。月经稀发，（1 ~ 5）天/（1 ~ 6）月，出现痤疮且逐渐加重］、体格检查（肥胖，多毛）、妇科检查（外阴已婚未产型，阴毛浓重；阴道通畅，分泌物极少，干涩；宫颈光滑；子宫前位，正常大小，附件未及异常）、B超［示双侧卵巢增大，内有数个（> 15）针尖样卵泡，呈车轮状排列］、LH/FSH > 5、睾酮轻度升高，可初步做出上述诊断。

3. 鉴别诊断（答出两个即可）：

（1）先天性肾上腺皮质增生（CAH）：非典型 CAH，因 21- 羟化酶缺陷导致。此病以肾上腺源性的雄激素轻度升高为主。鉴别主要依赖基础状态下及 ACTH 兴奋后的 17- 羟孕酮（17-OHP）的测定。基础 17-OHP < 2ng/mL，可排除 CAH；若基础 17-OHP > 10ng/mL，则诊断为 CAH；若 17-OHP 在 2 ~ 10ng/mL，则需要进行 ACTH 兴奋试验。

（2）皮质醇增多症：皮质醇增多症由肾上腺皮质分泌过量的糖皮质激素所致。对怀疑有皮质醇增多症者，可通过测定皮质醇节律、24 小时尿游离皮质醇及 1mg 地塞米松抑制试验进行筛查，若午夜 1mg 地塞米松抑制试验发现次日晨血皮质醇 < 1.8ug/dL（50nmol/L），可以除外皮质醇增多症，异常者再使用经典法地塞米松抑制试验。

（3）雄激素相关肿瘤：总睾酮高于正常上限值的 2.5 倍时应注意排除产生雄

激素的卵巢肿瘤。盆腔 B 超、MRI 或 CT 可协助诊断。若硫酸脱氢表雄酮（DHEA–S）＞ 800ug/dL，应注意排除肾上腺肿瘤，肾上腺 CT 和 MRI 检查可协助诊断。

（4）高催乳素血症：部分 PCOS 患者可有血清催乳素轻度升高。若血清催乳素反复持续增高，应进行相应的病因鉴别。

（5）甲状腺疾病：根据临床表现和甲状腺功能测定，并结合甲状腺超声可进行诊断。

（6）早发性卵巢功能不全：年龄＜ 40 岁，可伴有慢性不排卵、不孕、多毛、肥胖等，患者会出现类似围绝经期的症状。血 FSH 及 LH 水平升高，雌激素水平低下，则考虑此诊断。超声检查往往提示卵巢体积减小，窦卵泡数量减少，无多囊样的改变。

（7）功能性下丘脑性闭经：通常血清 FSH、LH 低下或正常，FSH 水平高于 LH 水平，雌二醇相当于或低于早卵泡期水平，无高雄激素血症，在闭经前常有快速减重或精神心理障碍、压力大等诱因。

4. 治疗原则：

（1）降低 LH 的水平——达英 –35 等周期性服用或应用 GnRHa。

（2）改善 PCOS 的胰岛素抵抗。

（3）降低睾酮水平和其受体的活性。

（4）促排卵。

（5）手术治疗。

5. 育龄期 PCOS 的诊断标准：

（1）育龄期 PCOS 的诊断符合以下条件：

1）疑似 PCOS：月经稀发、闭经或不规则子宫出血是诊断的必需条件。另外再符合下列 2 项中的 1 项：①高雄激素表现或高雄激素血症；②超声表现为多囊卵巢。

2）确诊 PCOS：具备上述疑似 PCOS 诊断条件后还必须逐一排除其他可能引起高雄激素的疾病和引起排卵异常的疾病才能确诊。

（2）青春期 PCOS 的诊断：对于青春期 PCOS 的诊断必须同时符合以下 3 个指标，包括：①初潮后月经稀发持续至少 2 年或闭经；②高雄激素血症或高雄激素的临床表现；③超声下卵巢 PCOS 表现或体积增大（＞ 10mL），同时应排除其他疾病。

（李　强）

十五、早期流产

（first trimester miscarriage）

【住院医师指令】

第一部分：首诊。

某医院妇产科的住院医师，今天在早孕门诊值班，一位患者拿着昨日外院（社区医院）检查的超声报告就诊，首次就诊于本院。

经阴道 B 超检查提示：前位子宫，子宫增大，宫腔内见孕囊，大小约 1.1cm×1.2cm×1.5cm（孕5周余），似见胚芽，未见胎心搏动。双侧卵巢大小正常，未见异常占位。

第二部分：2 周后患者再次就诊。

2 周超声复查提示：前位子宫，子宫增大，宫腔内见孕囊，大小约 2.2cm×1.7cm×1.9cm（孕6周余），未见胚芽，未见胎心搏动。双侧卵巢大小正常，未见异常占位。

【标准化患者（SP）信息】

36 岁，教师，结婚 7 年，近 4 年未避孕一直未孕。平时月经周期规则，周期30 天，经期7 天。末次月经约为 6 周前，10 天前自测尿妊娠试验阳性，但是大约 7 天前出现少量阴道流血，无腹痛。此次为初次怀孕，患者非常担心，前往社区医院做了超声检查（第 1 次超声），因想详细了解下一步的处理，故就诊。此前无外伤、手术史，无其他疾病史。

患者积极备孕 4 年后终于成功怀孕，现有阴道流血，故紧张焦虑，希望医生帮助解决以下问题：目前的详细情况；为什么出现这种情况？后期如何处理？

【评分标准】

序号	项目	评分细则	满分	得分	扣分原因
1	病史采集（15分）	围绕症状询问，主诉总结规范	5		
		月经史及孕产史的详细询问	3		
		诊疗经过的询问（尿妊娠试验的结果及检查时间）	5		
		既往史的询问	2		
2	超声结果判读（10分）	采用非医学术语解读	5		
		目前超声诊断	5		
3	诊断（5分）	诊断正确	5		
4	诊断依据（5分）	诊断依据充分	5		
5	鉴别诊断（10分）	鉴别诊断（异位妊娠、葡萄胎）正确	10		
6	提出治疗方案（20分）	提供保守治疗策略（卧床休息，禁性生活，黄体功能不全者可使用黄体酮保胎，心理安慰）	10		
		可能出现的妊娠结局（难免流产、不全流产或者稽留流产可能）	10		
7	医患沟通（15分）	语言通俗易懂	5		
		患者充分知情	5		
		住院医师具备同情心及爱伤观念	5		
8	后续检查及治疗（40）	2周后复查超声结果判读	5		
		提出修正诊断和治疗意见	15		
		若清宫时出现子宫穿孔的医患沟通	10		
		若清宫时出现子宫穿孔的处理	10		
	考官签名		总分		

第一年规培住院医师（PGY1）：问题1～6必选，7、8可选

第二年规培住院医师（PGY2）：问题1～7必选，8可选

第三年规培住院医师（PGY3）：问题1～8必选

【解析】

　　该案例主要是评价住院医师是否熟悉妊娠早期流产的相关处理。在早孕期流产是比较常见的疾病，需要熟练掌握其处理。

　　首先，在问诊的过程中要准确得到相关的病史，可以列出重要的询问点：末次月经日期、妊娠症状（阴道流血、腹痛、早孕反应等）、尿妊娠试验的时

间及结果、是否愿意继续妊娠。其次需要向患者说明可能的妊娠结局：①正常妊娠，②转化为难免流产或者不全流产。患者停经天数尚短，超声显示未见胎心搏动，10 ~ 14 天后需要复查超声确认是否为活胎。

稽留流产的处理原则是终止妊娠，可选择人工流产或者药物流产，若药流不全则行清宫术，同时建议患者可以考虑胚胎组织遗传学检查。术后要对患者进行健康教育，包括随访其阴道流血、腹痛情况、避孕相关问题及下次计划妊娠前进行有针对性的再次生育相关知识的宣教。

人工流产术中出现子宫穿孔应该立即停止操作，根据不同器械（探针或者吸引器头等）可能导致的穿孔以及患者的症状选择保守治疗（预防感染、缩宫、补液等治疗）或者手术探查。医患沟通需要做到让患者及家属理解病情并配合下一步处理，术前的沟通也很关键。

该评价是通过询问患者完成，除了考查住院医师的诊疗思路外还注重沟通的技巧。在询问病史及交流的过程中，尽量避免使用医学术语，并且需要重视患者的需求，确认患者是否已经充分了解病情，并且需要理解患者是否有进一步的问题需要询问。

（卢先艳）

十六、异位妊娠

（ectopic pregnancy）

【住院医师指令】

　　某医院妇产科的住院医师，今天在早孕门诊值班，一位患者拿着昨日在外院（社区医院）检查的超声报告就诊，首次就诊于本院。

　　经阴道超声检查提示：前位子宫，子宫增大，宫腔内见液性暗区，大小约0.3cm×0.5cm×0.3cm，未见胚芽。双侧卵巢大小正常，未见异常占位。子宫直肠窝（−）。

【标准化患者（SP）信息】

　　张某某，31 岁，某公司职员，结婚 6 年。平时月经周期规则，周期 33 天，经期 5 天。已于 3 年前足月顺产一个女婴。患者末次月经约 40 天前，末次月经后 30 天自测尿妊娠试验阳性，因有再次怀孕计划去社区医院就诊，复查尿妊娠试验阳性，超声检查结果见上。医生建议半月后返院超声检查，昨晚突然出现少量阴道流血，未立即赶往医院就诊。今天一小时前突然出现右侧下腹部剧烈腹痛，上厕所时晕厥一次，未倒地，立即被家人送往医院。此前身体健康，无外伤及手术史，无其他疾病史。

　　希望医生帮助解决以下问题：目前的详细病情情况；为什么出现这种情况？下一步如何处理？

【评分标准】

序号	项目	评分细则	满分	得分	扣分原因
1	病史采集（15 分）	主诉及现病史的详细询问	5		
		月经史及孕产史的详细询问	3		
		诊疗经过的询问（尿妊娠试验的结果及检查时间）	5		
		既往史的询问	2		

续表

序号	项目	评分细则	满分	得分	扣分原因
2	体格检查(10分)	全身情况评估	5		
		专科检查（具体操作方法及记录）	5		
3	诊断（10分）	诊断正确	10		
4	诊断依据（5分）	诊断依据充分	5		
5	鉴别诊断（5分）	鉴别诊断（流产、卵巢囊肿蒂扭转、阑尾炎等）正确	5		
6	提出治疗方案（20分）	治疗原则：抗休克同时立即手术	10		
		立即开放两条静脉通路、紧急备血	5		
		紧急完善血常规、凝血功能、血型、肝肾功能等检查，可行腹腔穿刺或者后穹隆穿刺检查	5		
7	医患沟通(15分)	术前谈话	10		
		住院医师具备同情心及爱伤观念	5		
8	若患者对侧输卵管已切除(20分)	此次输卵管妊娠手术方案如何选择	5		
		患者有二孩生育计划，如何进行后续生育指导	15		
9	手术已切除输卵管，术后病理无输卵管妊娠证据（20分）	医患沟通	10		
		后续处理	10		
	考官签名		总分		

第一年规培住院医师（PGY1）：问题 1 ~ 7 必选，8、9 可选

第二年规培住院医师（PGY2）：问题 1 ~ 8 必选，9 可选

第三年规培住院医师（PGY3）：问题 1 ~ 9 必选

【解析】

　　该评价主要是测试住院医师是否掌握异位妊娠（伴失血性休克）的诊断及急诊处理。在进行问诊的过程中要重点询问平时月经周期及经期情况、末次月经日期、阴道流血、腹痛及晕厥的情况等。有停经史同时尿妊娠试验阳性的患者突然出现阴道流血、腹痛需要高度怀疑异位妊娠。对于异位妊娠伴失血性休克的患者应该在积极纠正休克的同时立即剖腹探查或者腹腔镜探查（医院需具备急诊腹腔镜条件且有熟练掌握此项操作的人员）。另外，住院医师需要掌握后穹隆穿刺的具体操作并了解其意义。

此外，此患者的术前谈话需要迅速让患者及家属了解其病情，并解释紧急手术的必要性，且详细告知患者的手术方案及术中、术后可能出现的并发症及可能对于再次妊娠的影响。患者如果仅剩余一侧输卵管，此次手术过程中发现患侧输卵管已经破裂出血明显，建议行患侧输卵管切除术，若患者有继续生育计划，需告知借助辅助生殖技术助孕。若此次手术中发现输卵管妊娠为流产型，可以考虑输卵管开窗取胚术。无论选择何种式式，术前应详细全面地告知患者病情，并结合患者的不同情况个体化地选择治疗方案。针对有可能出现术后病理与临床诊断不符的问题，术前应该明确手术的主要指征，如患者因失血性休克、腹腔内出血手术，不排除宫内妊娠合并腹腔内出血的可能，出血的原因多种，可以是外科原因，可以是妇科的黄体破裂、出血性输卵管炎等等。因此，术前评估以及术前手术方案制订、手术谈话的全面性很重要。

该评价是通过询问患者完成，除了考查住院医师的诊疗思路、积极处理紧急情况外还注重沟通的技巧。在询问病史及交流的过程中，尽量避免使用医学术语，并且需要重视患者的需求。需要确认患者通过诊疗，是否已经充分了解病情，并且需要理解患者是否有进一步的问题需要询问。

（卢先艳）

十七、持续性异位妊娠

（persistent ectopic pregnancy，PEP）

【住院医师指令】

某医院妇产科住院医师，今天在早孕门诊值班，进来一位异位妊娠手术后14天的患者，拿着今天在本院术后复查的超声报告就诊。

超声报告提示：左侧输卵管仍存在异位妊娠活胎。

请向患者解释超声波检查的结果，进行病情沟通给出治疗的建议，并解释患者的提问。

【标准化患者（SP）信息】

张女士，35岁，末次月经在9周前。此次怀孕是非计划妊娠；停经6周后出现了少量阴道出血，停经7周后早孕门诊就诊，确诊为异位妊娠。

在医生的建议下，进行了腹腔镜下切开取胚术。出院前，医生告知要一周后来院复查，观察血妊娠指标是否下降。患者出院后阴道出血淋漓不尽未来院复诊。现在因左侧下腹部隐隐作痛，才再次来到早孕门诊就诊，医生安排了妇科超声检查及血液检查。

患者感觉腹痛渐渐加重，心慌不舒服，等待医生解释超声结果，并就进一步治疗给出建议。

当患者得知，原以为手术已将异位妊娠病灶清除，但仍有异位妊娠病灶残留在左侧输卵管中，对此感到非常愤怒。

患者想知道为什么2周前异位妊娠病灶没有被清除干净，并且担心医院会犯另一个错误（3年前初次怀孕，医生告知是异位妊娠，但腹腔镜检查结果是宫内妊娠，成功分娩了一个健康婴儿，现已3岁了）。

因此患者需要医生能绝对确诊。

患者在愤怒的同时也非常沮丧，希望立即看到2周前执行手术的医生，并对他表达不满。

对于再次腹腔镜手术，患者仍然希望对左侧输卵管进行保守性手术治疗，因为 18 个月前曾因确诊异位妊娠，行腹腔镜下右侧输卵管切除术，今后仍有生育计划。患者不希望行诊刮，以免影响以后怀孕。

患者很担心丈夫得知此消息后会情绪失控，因为她非常期待此次妊娠为宫内妊娠。

患者平素身体健康，没有吸毒史，无烟酒嗜好。无重大疾病的家族史，无过敏史。

【评分标准】

序号	项目	评分细则	分值	得分	扣分原因
1	病史采集的完整性（20分）	既往异位妊娠 – 腹腔镜探查术	6		
		以前的正常妊娠最初被认为是异位妊娠	7		
		目前的怀孕被认为是异位妊娠，并且在 2 周前进行了腹腔镜下左侧输卵管切开取胚术	7		
2	治疗计划（20分）	解释超声检查结果及其含义	6		
		需要腹腔镜检查，并鼓励患者行输卵管切除术，但接受患者保守性手术的愿望	7		
		接受患者对非宫腔操作的愿望	7		
3	解释手术的情况（20分）	解释腹腔镜下切开取胚术导致持续性异位妊娠的可能性	10		
		不会因为所谓的疏忽而责怪以前的手术医生	10		
4	医患沟通技巧（20分）	尽可能地解释所有的情况	10		
		讨论未来 IVF 助孕的可能性	10		
5	整体评分（20分）	病史询问完整	5		
		解释合理，通俗易懂	5		
		对患者进行充分人文关怀	5		
		治疗方案合理	5		
	考官签名		总分		

第一年规培住院医师（PGY1）：问题 1 ~ 3、5 必选，4 可选

第二年规培住院医师（PGY2）：问题 1 ~ 5 必选

第三年规培住院医师（PGY3）：问题 1 ~ 5 必选

【解析】

持续性异位妊娠（PEP）是指输卵管妊娠行保守治疗后，因各种原因导致

绒毛未清理干净，残余滋养细胞继续生长并侵蚀输卵管壁或腹腔其他部位，人绒毛膜促性腺激素（HCG）继续分泌，再次发生出血，引起腹痛、肛门坠胀感等。其诊断标准不一，目前公认的为：若输卵管保守性手术术后血 HCG 较术前升高，术后第 1 日血 HCG 下降 < 50%，或术后第 12 日血 HCG 值仍未下降至术前的 10% 以下，均可诊断为 PEP。近年来，由于异位妊娠发病年龄的年轻化，未婚女性发生率增加，患者对行保留患侧输卵管从而最大限度地保留生育功能的需求增加。而输卵管妊娠保守治疗后常见的并发症是 PEP。PEP 发病率在药物保守治疗后为 5% ~ 15%，开腹手术后为 3% ~ 5%，腹腔镜手术后则为 5% ~ 20%。

输卵管异位妊娠行保守性手术时，术者在尽可能保留患侧输卵管的同时还需比较完整地清除输卵管管腔内的异位妊娠组织。如果初次手术后发生持续性异位妊娠且伴包块增大或腹腔内出血，则需行二次手术治疗，有文献报道其发生率可达 5% ~ 20%。医源性因素为导致 PEP 最重要也是最直接的危险因素，因为大多数异位妊娠可通过一次手术治愈，且二次手术治疗有可能会对患者造成损伤，因此持续性异位妊娠为医疗纠纷发生的高危因素。

该案例中，患者初次手术为腹腔镜下左侧输卵管切开取胚。在手术时，滋养细胞侵入输卵管深层，病灶范围大，腹腔内出血多，盆腔粘连，再加上肉眼不易分辨等原因，可导致滋养细胞残留并继续生长，侵蚀输卵管管壁，发展为持续性异位妊娠。因此本案例旨在测试医生是否熟悉持续性异位妊娠的诊断、相关处理及潜在医疗纠纷的沟通。

首先，应正确诊断持续性异位妊娠，针对患者疑问，详细解释持续性异位妊娠发生的原因及概率，告知不能因为所谓的"疏忽"而责怪以前的妇科医生，沟通后续治疗策略，避免进一步医疗纠纷发生。其次，在问诊过程中，详细询问患者初次手术情况、术后随访情况及现有症状，并再次询问患者既往史及生育史，同时发现患者现感觉腹痛加重、伴有心慌表现，不排除是异位妊娠破裂、腹腔内出血可能，建议急诊手术。再次，根据患者本次妊娠的基本情况及辅助检查结果，建议患者再次急诊行腹腔镜手术治疗，并切除左侧输卵管。但是结合患者右侧输卵管切除并有生育要求，且患者要求保留左侧输卵管，应充分告知再次保留左侧输卵管手术仍存在持续性异位妊娠、需甲氨蝶呤辅助治疗的可能。最后，结合患者生育要求及双侧输卵管现有情况，应与患者讨论未来 IVF 助孕的可能性。

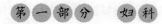

总之,在不违反医疗原则的情况下,根据患者要求制订适合患者的治疗方式,并充分告知该方式的风险及远期预后。

（吴　婵）

十八、妇科围手术期抗生素应用

（perioperative antibiotic application in gynecology）

【住院医师指令】

　　某医院妇产科住院医师在妇科病房轮转培训，科室希望其参与编写妇科围手术期抗生素管理规范，应用于指导妇科围术期抗生素的应用。

　　妇科围手术期抗生素应用管理规范是确保妇科手术安全、降低抗生素耐药的重要组成部分。请您用 15 分钟的时间介绍手术部位感染相关知识、手术切口分类、妇科手术特点，并与考官讨论如何开发和制订各种妇科手术、围手术期抗生素应用管理规范，如何编撰规范相关知识和监督实施？

【评分标准】

序号	项目	评分细则	分值	得分	扣分原因
1	介绍手术部位感染相关知识、妇科手术特点（20分）	在正常情况下，女性阴道内寄生多种微生物，这些微生物彼此之间处于一种平衡状态	5		
		手术具有一定的创伤性，可使阴道内的环境发生改变，以致菌群失调，最终出现常见的手术部位感染（surgical site infections，SSIs）状况	5		
		SSIs 的定义：即指围手术期发生在切口或深部器官或腔隙的感染，通常为术后 30 天内，有植入物者手术后 1 年以内发生累及深部软组织（如筋膜和肌层）的感染	5		
		不经过阴道的妇科手术操作，属于清洁手术，对于此类手术如果预防性应用抗生素则会造成抗生素的过度使用	5		

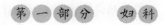

续表

序号	项目	评分细则	分值	得分	扣分原因
2	介绍手术切口分类知识（20分）	Ⅰ类（清洁）切口：手术未进入炎症区，未进入呼吸、消化及泌尿生殖道，以及闭合性创伤手术符合上述条件者	5		
		Ⅱ类（清洁－污染）切口：手术进入呼吸、消化或泌尿生殖道但无明显污染，例如无感染且顺利完成的胆道、胃肠道、泌尿生殖道、口咽部手术	5		
		Ⅲ类（污染）切口：新鲜开放性创伤手术；手术进入急性炎症但未化脓区域；胃肠道内容物有明显溢出污染；术中无菌技术有明显缺陷(如开胸心脏按压）者	5		
		Ⅳ类（污秽－感染）切口：有失活组织的陈旧创伤手术；已有临床感染或脏器穿孔的手术	5		
3	如何制订规范（20分）	如果制订规范，需查阅国内外相关文献，对文献进行批判性阅读	3		
		制订报表，统计数据，明确本院妇科围手术期抗生素应用现状、了解围手术期感染现状	3		
		与药剂科、感染科沟通及合作，形成一个多学科的团队	3		
		参考同级别医院或本院其他科室的规范制订及实施状况	3		
		基于以上数据，制订规范	3		
		组织培训，所有员工均知晓本规范	3		
		规范实施后进行反馈调查及数据分析，进一步完善本规范	2		
4	妇科相关手术围手术期预防性抗生素应用原则（10分）	Ⅰ类切口手术不需应用预防性抗生素，Ⅱ类切口及以上手术需应用预防性抗生素。根据中华医学会妇产科学分会感染性疾病协作组2011年的妇产科抗生素使用指南，妇科手术前预防性抗生素的应用以第二代头孢菌素或头孢曲松或头孢噻肟，必要时＋甲硝唑为宜，如均过敏，可考虑喹诺酮类抗生素	10		

序号	项目	评分细则	分值	得分	扣分原因
5	具体各种妇科手术围手术期抗生素应用分析至少列举5种相关妇科手术案例（20分）	根据2018年ACOG195号实践简报，具体案例参考： 经阴道/经腹/经腹腔镜/机器人辅助全子宫切除术·推荐术前预防性应用抗生素 除外子宫切除的诊断性腹腔镜或治疗性腹腔镜手术：不推荐术前预防性应用抗生素 （1）子宫输卵管造影术：如术前存在盆腔感染证据，推荐术前预防性应用抗生素 （2）宫腔镜手术：不推荐术前预防性应用抗生素 （3）子宫内膜切除术：不推荐术前预防性应用抗生素 （4）宫内节育器置入手术：不推荐术前预防性应用抗生素 （5）子宫内膜活检术：不推荐术前预防性应用抗生素 （6）人工流产术：推荐术前预防性应用抗生素 （7）阴道壁修补术及经阴道悬吊术：推荐术前预防性应用抗生素 （8）术后留置尿管：不明确是否术前预防性应用抗生素 （9）尿道动力学实验：不推荐术前预防性应用抗生素 （10）膀胱镜检查术：不推荐术前预防性应用抗生素 （11）宫颈相关手术（宫颈LEEP术、宫颈活检术、宫颈管搔刮术）：不推荐术前预防性应用抗生素 （12）外阴相关手术：不明确是否术前预防性应用抗生素	每项4分		
6	沟通能力（20分）	整体评价	20		
考官签名			总分		

第一年规培住院医师（PGY1）：问题1～4、6必选，5可选

第二年规培住院医师（PGY2）：问题1～6必选

第三年规培住院医师（PGY3）：问题1～6必选

【解析】

抗生素是临床应用最广泛的药物之一，居所有临床用药的首位。其对控制细菌感染与细菌性传染病及降低病死率有重要作用，可有效地控制、预防传染病的扩散、蔓延。但与此同时，抗生素滥用和不合理使用的现象也十分普遍，不仅造成药物浪费，而且增加药物不良反应，促使细菌产生耐药性，极大地降低了抗生素的疗效，导致患者二重感染，延误病情，严重影响患者的健康。

鉴于目前国内外抗生素滥用现象如此严峻，而女性生殖器又具有特殊的解剖关系，妇产科术前是否应该预防性应用抗生素引起了很大的争议。在正常情况下，女性阴道内寄生多种微生物，这些微生物彼此之间处于一种平衡状态。由于手术具有一定的创伤性，可使阴道内的环境发生改变，以致菌群失调，最终造成手术部位感染（surgical site infections，SSIs）。

1999 年，美国疾病控制中心（center for disease control and prevention，CDC）正式颁布了手术部位感染预防指南，明确了 SSIs 的定义：即指围手术期发生在切口或手术深部器官或腔隙的感染，通常为术后 30 天内，有植入物者手术后 1 年以内发生的累及深部软组织（如筋膜和肌层）的感染。SSIs 是妇科手术患者最常见的并发症。经腹子宫切除术后 SSIs 发生率可达 1% ~ 5%。约2/3 的感染为手术切口的浅表感染，其他的包括深部组织感染及器官腔隙感染。SSIs 导致患者住院时间延长、进行额外的检查、需要抗生素治疗甚至手术治疗，从而显著增加医疗费用。

预防性应用抗生素可以明显降低术后感染的发生，尤其对于需要经腹腔和阴道的妇科手术来说，预防性应用抗生素更有效。

但是妇科病种多样、手术种类繁多，也有很多不经过阴道的手术操作，属于清洁手术,对于此类手术如果预防性应用抗生素则会造成抗生素的过度使用。因此，对于妇科手术是否需要预防性应用抗生素争议颇大，对于临床工作者来说是一个很大的责任和挑战，所以，制订妇科围手术期抗生素应用管理规范尤其重要。

本考点主要测试考生妇科围手术期抗生素应用相关理论知识，以及管理层面相关知识。

（吴　婵）

十九、妇科择期手术术前备血

（preoperative blood product preparation for gynecdogic surgery）

【住院医师指令】

　　某医院妇产科住院医师在妇科病房轮转培训，科室希望其参与编写妇科手术前备血管理规范，该规范用于指导术前备血。

　　择期手术前备血及围手术期输血是手术前一个重要的准备工作，作为医生一定要在术前尽可能地把所有的意外情况考虑到，并且做好准备工作，完善相应的预防措施和发生意外以后的补救措施。请您用 15 分钟的时间介绍术前备血的评估及准备工作，阐述围手术期输血（红悬、新鲜冰冻血浆、血小板、冷沉淀）指征、输血不良反应等相关知识，并与考官讨论如何开发和制订妇科手术前备血管理规范，以及如何监督实施？

【评分标准】

序号	项目	评分细则	分值	得分	扣分原因
1	术前备血的评估及准备工作（20分）	了解过去有无输血史，有输血史者应询问有无输血并发症	2		
		了解有无服用影响凝血功能的药物	2		
		了解实验室检查结果，包括血常规、凝血功能检查、肝功能、血型鉴定（A、B、O血型和Rh血型）、乙肝和丙肝相关检查、梅毒抗体以及HIV抗体等，对有出血史的患者应进行术前血小板功能评估	2		
		术前重要脏器功能评估	2		
		告知患者及家属输血的风险及益处	2		
		根据患者术前血红蛋白、血小板、凝血功能以及手术范围、手术难易程度、手术风险，预估术前需备血量	2		

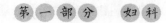

续表

序号	项目	评分细则	分值	得分	扣分原因
1	术前备血的评估及准备工作（20分）	建议妇科Ⅳ级手术均需术前备血，如子宫内膜癌、卵巢癌、宫颈癌、外阴癌、复杂子宫内膜异位症等。良性疾病的子宫切除手术及子宫肌瘤挖除手术可考虑术前备血	2		
		填写《临床备血申请单》，签订《输血治疗同意书》	2		
		如有贫血，了解患者贫血的原因（慢性出血、缺铁、肾功能不全、炎症等），并根据病因治疗贫血，首先考虑铁剂治疗，排除缺铁因素，术前可使用促红细胞生成素	2		
		术前是否需输血的评估	2		
2	阐述围手术期输血（红悬、血浆、血小板、冷沉淀）的输注指征（20分）	阐述围手术期红悬输注指征	5		
		阐述围手术期血浆输注指征	5		
		阐述围手术期血小板输注指征	5		
		阐述围手术期冷沉淀输注指征	5		
3	输血不良反应等相关知识至少列举5种相关不良反应（20分）	非溶血性发热反应 变态反应和过敏反应 溶血反应 细菌污染反应 循环超负荷 出血倾向 电解质及酸碱平衡失调 输血相关性急性肺损伤 输血相关性移植物抗宿主病 传染性疾病 免疫功能抑制	每项4分		
4	如何制订规范（20分）	如果制订规范，需查阅国内外相关文献，对文献进行批判性阅读	3		
		制订报表，统计数据，明确本院妇科前备血及术中输血的应用现状	3		

续表

序号	项目	评分细则	分值	得分	扣分原因
4	如何制订规范（20分）	与输血科、医务处沟通及合作，形成一个多学科的团队	3		
		参考同级别医院或本院其他科室的规范制订及实施状况	3		
		基于以上数据，制订规范	2		
		组织培训，所有员工均知晓本规范	3		
		规范实施后进行反馈调查及数据分析，进一步完善本规范	3		
5	沟通能力（20分）	整体评价	20		
考官签名			总分		

第一年规培住院医师（PGY1）：问题1、2、4、5必选，3可选

第二年规培住院医师（PGY2）：问题1～5必选

第三年规培住院医师（PGY3）：问题1～5必选

【解析】

随着我国医疗技术的不断发展，人们对于医疗输血的要求也在不断提升，尤其是三甲医院多治疗高危患者及疑难疾病，手术风险及手术范围大，术前、术中用血可能性增加，应加强备血及输血管理工作，进一步提升输血的安全性。

手术前备血是手术前一项重要的准备工作，作为医生一定要在术前尽可能地把所有的意外情况考虑到，并且做好准备工作，完善相应的预防措施和发生意外以后的补救措施。

（1）以下情况需要输注红细胞：

1）血红蛋白＜70g/L。

2）术前有症状的难治性贫血患者：心功能Ⅲ～Ⅳ级，心脏病患者（充血性心力衰竭、心绞痛）及对铁剂、叶酸和维生素 B_{12} 治疗无效者。

3）血红蛋白低于80g/L并伴有症状（胸痛，体位性低血压、对液体复苏反应迟钝的心动过速或充血性心力衰竭）的患者，应该考虑输注红细胞。

4）术前心肺功能不全、严重低血压或代谢率增高的患者应保持相对较高的血红蛋白水平（80～100g/L）以保证足够的氧输送。

5）对于围手术期严重出血的患者，建议血红蛋白维持高于 80g/L 的水平。

（2）血小板输注指征：用于血小板数量减少或功能异常伴异常渗血的患者：

1）血小板计数＞ 100×10^9/L，不需要输注血小板。

2）术前血小板计数＜ 50×10^9/L，应考虑输注血小板。

3）血小板计数在（50 ~ 100）× 10^9/L，应根据是否有自发性出血或伤口渗血，决定是否输注血小板。

4）如术中出现不可控性渗血，经实验室检查确定有血小板功能低下，输注血小板不受上述指征的限制。

5）血小板功能低下（如继发于术前阿司匹林治疗）对出血的影响比血小板计数更重要。手术类型和范围、出血速率、控制出血的能力、出血所致的后果以及影响血小板功能的相关因素（如体温、体外循环、肾功能衰竭、严重肝病等），都是决定是否输注血小板的指征。

（3）使用新鲜冰冻血浆（fresh froze plasma，FFP）的指征：

1）PT 或 APTT ＞正常 1.5 倍或 INR ＞ 2.0，创面弥漫性渗血。

2）患者急性大出血输入大量库存全血或浓缩红细胞（出血量或输血量相当于患者自身血容量）。

3）病史或临床过程表现有先天性或获得性凝血功能障碍。

4）紧急对抗华法林的抗凝血作用（FFP，5 ~ 8mL/kg）。

（4）冷沉淀输注指征：

1）存在严重伤口渗血且纤维蛋白原浓度小于 80 ~ 100mg/dL。

2）存在严重伤口渗血且已大量输血，无法及时测定纤维蛋白原浓度。

3）儿童及成人轻型甲型血友病、血管性血友病、纤维蛋白原缺乏症及凝血因子Ⅷ缺乏症患者。

4）严重甲型血友病需加用Ⅷ因子浓缩剂。

5）围术期纤维蛋白原浓度应维持在 100 ~ 150mg/dL 之上，应根据伤口渗血及出血情况决定冷沉淀的补充量。一个单位冷沉淀约含 250mg 纤维蛋白原，使用 20 个单位冷沉淀可恢复到必要的纤维蛋白原浓度。

（吴　婵）

二十、妇科术后深静脉血栓预防

（prevention of deep vein thrombosis after gynecological surgery）

【住院医师指令】

  某医院妇产科住院医师在妇科病房轮转培训，科室希望其参与编写妇科术后深静脉血栓预防管理规范，该规范用于在妇科术后指导深静脉血栓预防措施的应用。

  妇科术后深静脉血栓预防管理是确保妇科手术安全、降低血栓相关并发症的重要组成部分。请您用 15 分钟的时间介绍妇科术后血栓风险分级，介绍静脉血栓栓塞（VTE）术后预防的推荐意见，并与考官讨论如何开发和制订各种妇科手术术后深静脉血栓预防管理规范，如何编撰规范相关知识和监督实施？

【评分标准】

序号	项目	评分细则	分值	得分	扣分原因
1	介绍妇科术后深静脉血栓高危因素（20分）	基于 Caprini 评分，结合我国的研究结果，确定了 6 个危险因素，分别为：	2		
		年龄 ≥ 50 岁	3		
		高血压	3		
		静脉曲张	3		
		手术时间 ≥ 3 小时	3		
		术后卧床时间 ≥ 48 小时	3		
		开腹手术	3		
2	介绍妇科术后血栓分级（15分）	将每个因素赋值 1 分，根据评分之和，将患者分为 4 个风险等级：	3		
		0 分为低危，术后 DVT 发生率为 0.43%	3		
		1 分为中危，术后 DVT 发生率为 3.31%	3		
		2 分为高危，术后 DVT 发生率为 5.36%	3		

续表

序号	项目	评分细则	分值	得分	扣分原因
2	介绍妇科术后血栓分级（15分）	≥3分为极高危，术后 DVT 发生率为28.31%	3		
3	介绍 VTE 术后预防的原则及总体推荐意见（15分）	妇科手术时应补足体液量、减少创伤、严密止血、尽可能缩短手术时间；必要时手术区域留置引流管；术后尽早下床活动。基于风险分级选择预防措施，高危和极高危患者尤应注意。术后应尽可能不用止血药，止血药的使用是 DVT 的独立影响因素	5		
		恶性肿瘤患者术后推荐 LMWH 或 LDUH 药物预防持续 4 周	5		
		不推荐将下腔静脉滤器作为围手术期肺栓塞（PE）的预防措施	5		
4	介绍 VTE 术后预防的分级管理推荐意见（20分）	低危患者术后尽早下床活动	5		
		中危患者术后采取 LMWH 或 LDUH 药物预防或机械性预防（梯度压力袜 GCS 或间歇性气囊加压 IPC）	5		
		高危患者，术后无大出血风险者，采取药物预防（低分子肝素 LMWH 或低剂量肝素 LDUH）；术后有大出血风险者，采取机械性、药物序贯预防，先机械性预防（IPC 为佳），待出血风险降低后改为药物预防	5		
		极高危患者，术后无大出血风险者，采取机械性与药物联合预防；术后大出血风险较高者，建议采取机械性、药物序贯预防，先机械性预防（IPC 为佳），待出血风险降低后改为机械性与药物联合预防	5		
5	沟通能力（20分）	整体评价	20		
	考官签名		总分		

第一年规培住院医师（PGY1）：问题 1、2、4、5 必选，3 可选

第二年规培住院医师（PGY2）：问题 1～5 必选

第三年规培住院医师（PGY3）：问题 1～5 必选

【解析】

深静脉血栓形成（DVT）多数发生于下肢，亦可见于上肢、肠系膜静脉或

脑静脉。静脉血栓栓塞症（VTE）对于外科医生而言并不陌生，是围手术期威胁患者生命安全的重要因素。西方国家已对其充分重视并建立了规范的筛查与预防体系，我国骨科、普外科、妇科也相继出台了各自专业的 VTE 防治指南，结束了我国妇科术后 VTE 预防无据可依的状态，更促使术后 VTE 的预防工作得以全面开展。

针对未采取预防措施患者的研究发现，妇科手术后 DVT 的发生率为 9.6% ~ 15.6%，DVT 患者中肺栓塞（PE）占 46%。妇科盆腔手术后 VTE 实际发生率远高于预期，由此带来的对患者生命健康的威胁不可估量。VTE 作为一类可防可治的疾病，我们应当正视其危害，并采取措施降低其危害，以确保手术安全。

静脉血管壁损伤、血流停滞或缓慢以及血液高凝状态是导致 VTE 的重要原因。手术后导致 VTE 的危险因素包括患者自身因素和手术相关因素。与 50 岁以下者相比，年龄 ≥ 50 岁者术后发生 DVT 的风险为前者的 2 倍；年龄每增长 10 岁，风险增加约 1 倍。恶性肿瘤患者 VTE 的发生率增加 2 ~ 3 倍。静脉曲张是妇科手术后发生 VTE 的高危因素之一，因为静脉曲张所导致的静脉瘀滞和血管壁损伤均有利于形成血栓。与无 VTE 病史者相比，有 VTE 病史者再次发生 VTE 的风险增加约 8 倍。恶性肿瘤手术、手术时长 ≥ 3 小时、术后卧床 ≥ 48 小时、住院时间 > 5 日等均可促使术后 VTE 的发生。

下肢近端静脉血栓形成的症状和体征为下肢弥漫性疼痛和肿胀，伴或不伴下肢红斑、皮温升高和压痛；髂静脉血栓形成则表现为整个下肢肿胀，伴或不伴侧腰部、下腹部、一侧臀部或背部疼痛。但近 2/3 的 DVT 患者并无典型的临床表现，DVT 的诊断有赖于辅助检查如下肢血管加压超声检查。DVT 易导致肺栓塞、猝死等严重并发症，因此预防尤为重要。

（吴　婵）

第二部分

产科

一、子宫颈机能不全

（cervical insufficiency）

【住院医师指令】

某医院妇产科的住院医师,今天在门诊值班,进来一位孕妇,30 岁,0-0-2-0,3 年前曾有一次双胎妊娠于孕 20 周自然流产史,1 年前单胎妊娠于孕 19 周再次出现自然流产。

此次妊娠 13 周,来医院咨询宫颈环扎相关事宜。

【标准化患者（SP）信息】

孕妇,30 岁,教师,工作一般以站立为主,3 年前自然受孕,双胎妊娠,孕 20 周检查 B 超时发现宫颈扩张,羊膜囊突出于阴道内,无下腹疼痛,无阴道流血流液,期待治疗 2 天后因感染指标升高选择药物引产终止妊娠;1 年前自然受孕,单胎妊娠,孕 19 周时因阴道分泌物增多就诊,阴道检查发现宫口扩张 2cm,羊膜囊突出于阴道内,亦无腹痛症状,后自然流产。两次胎儿丢失后曾于当地县级医院产科就诊,医生告知诊断为宫颈机能不全,建议再次妊娠后可行宫颈环扎术。

现孕 13 周,来院咨询宫颈环扎的时间及手术方式、手术的利弊、疗效以及对后续妊娠分娩的影响。

孕妇 12 岁开始来月经,平时月经规则,月经量中等,没有痛经。没有做过手术、没有食物药物过敏史。26 岁结婚,丈夫是银行职员,父母以及丈夫都没有慢性疾病。

辅助检查:妊娠 12 周早孕 NT 示冠臀距与孕龄吻合,NT 1.9mm,单胎妊娠,经阴道测量宫颈长度为 3.0cm,宫颈形态正常。

孕妇此次妊娠距离前次妊娠丢失已一年,此前没有行夫妻双方染色体及流产胎儿染色体相关检查。现来院咨询,宫颈机能不全诊断是否正确,是否和职业长期站立有关?需要做检查来证实吗?如果是宫颈机能不全,现在是否可以住院手术？手术方式是怎样的？何时需要拆线？做完手术后是否需要绝对卧床？

【问题】

问题 1. 还需要补充询问哪些病史来支持诊断？

问题 2. 请与孕妇沟通宫颈环扎的手术指征、时机、方式及拆线时机和手术方式。

问题 3. 请与孕妇沟通宫颈环扎手术的并发症。

【评分标准】

序号	项目	评分细则	满分	得分	扣分原因
1	病史采集（50分）	末次月经，核对孕周，计算预产期	10		
		早孕期有无腹痛、出血、早孕反应	5		
		既往史、过敏史、手术史	5		
		宫口扩张前是否有腹痛、阴道出血、阴道流液等症状	10		
		早孕期超声检查：NT 检查、超声测量宫颈长度；早孕唐氏筛查	10		
		★前次妊娠终止后是否行相关病理、遗传及免疫学检查	10		
2	手术指征、时机、方式及拆线时机和手术方式（40分）	指征 1：预防性环扎：宫颈机能不全，患者既往连续 ≥ 2 次中期妊娠流产，排除临产及胎盘早剥的因素，此次妊娠 12 ~ 14 周行宫颈环扎术对预防早产有效	10		
		★指征 2：前次早产或晚期流产史、此次为单胎妊娠，妊娠 24 周前 B 超测宫颈长度＜25mm，无早产临床症状、无绒毛膜羊膜炎、持续阴道流血、胎膜早破、胎儿窘迫、胎儿严重畸形或死胎等宫颈环扎术禁忌证	10		
		拆线时机：经阴道环扎者 36 ~ 37 周；感染、胎膜早破、早产临产、因妊娠合并症需要提前终止妊娠者随时拆线；经腹环扎者剖宫产分娩，可不拆线	10		
		△三种术式，经阴道完成的改良 McDonalds 术式和 ShirodKar 术式以及经腹完成的（开放性或腹腔镜手术）宫颈环扎术	10		

续表

序号	项目	评分细则	满分	得分	扣分原因
3	环扎手术并发症（30分）	胎膜早破、绒毛膜羊膜炎、宫颈裂伤、缝线移位、出血、感染等	10		
		限制活动、卧床休息及骨盆支撑器等非手术方式均不能有效地治疗宫颈机能不全	10		
		△使用抗生素、或预防性使用宫缩抑制剂，无论时机、指征如何，均不能增加环扎术的疗效	10		
4	医患沟通（20分）	语言通俗易懂	10		
		患者充分知情	5		
		住院医师具备同情心及爱伤观念	10		
考官签名			总分		

第一年规培住院医师（PGY1）：★&△可选，余必选

第二年规培住院医师（PGY2）：△可选，余必选

第三年规培住院医师（PGY3）：全选

【解析】

宫颈机能不全是引起习惯性流产及早产的常见原因。中孕期流产多无明显腹痛和宫缩，仅有盆腔压迫感、阴道分泌物增多、宫颈缩短、宫口扩张，有时羊膜囊已突出宫颈口外。宫颈创伤如分娩、引产造成的宫颈裂伤、反复快速的机械性宫颈扩张、宫颈锥切术等是导致宫颈机能不全的危险因素。其他病因还有先天性苗勒管发育不全、宫颈胶原与弹力蛋白缺乏等。但是这些因素不能作为宫颈环扎术的指征。

宫颈机能不全的诊断缺乏客观的金标准：①基于病史的诊断：连续≥2次中期妊娠流产，排除胎儿畸形、感染、出血、胎盘早剥等其他因素所致；②基于超声的诊断：既往仅有1次中期妊娠流产，再次妊娠需进行宫颈长度的检测。妊娠14周起经阴道超声测定宫颈长度，每2周测量1次，直至妊娠24周。如果宫颈长度＜25mm则支持宫颈机能不全的诊断。

宫颈环扎术是目前治疗宫颈机能不全的唯一术式和有效方法。宫颈环扎术为弱化的宫颈结构提供了一定程度的支持，保持宫颈长度和宫颈黏液栓，后者对防止上行感染十分重要。主要手术方式有三种，经阴道完成的改良 McDonalds

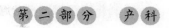

术式和 Shirodkar 术式，以及经腹完成的（开放性或腹腔镜手术）宫颈环扎术。三种手术效果相当，改良 McDonalds 术式侵入性最小，而经腹宫颈环扎术仅应用于经阴道环扎失败者。

手术指征：

1）预防性环扎：宫颈机能不全，连续 2 次及以上中期妊娠流产，此次妊娠 12 ~ 14 周行宫颈环扎术对预防流产有效。

2）前次早产或晚期流产史、此次为单胎妊娠，妊娠 24 周前经阴道测量宫颈长度＜ 25mm，无流产临床症状、无绒毛膜羊膜炎、持续阴道流血、胎膜早破、胎儿窘迫、胎儿严重畸形或死胎等宫颈环扎术禁忌证。单胎妊娠的孕妇无症状、无早产病史，仅 24 周前发现宫颈长度＜ 25mm，不能诊断为宫颈机能不全，不推荐使用宫颈环扎术；双胎妊娠行预防性宫颈环扎受益不明确。

宫颈环扎术的手术并发症包括胎膜破裂、绒毛膜羊膜炎、宫颈裂伤、缝线移位等，其发生在很大程度上与环扎术时间、指征有关。已有宫颈扩张的患者行紧急环扎术并发症的发生风险增加。相对经阴道环扎术，经腹环扎术具有开腹手术相关的并发症，必须剖宫产分娩。限制活动、卧床休息及骨盆支撑器等非手术方式均不能有效地治疗宫颈机能不全，使用抗生素、或预防性使用宫缩抑制剂，无论时机、指征如何，均不能增加环扎术的疗效。

（方　婧）

二、妊娠期高血压疾病

（hypertensive disorders complicating pregnancy）

【住院医师指令】

某医院妇产科的住院医师，今天在产科病房值班，收治了一位孕妇，31岁，现停经31+6周，双下肢水肿渐加重1月余，未予重视。

孕期来院建围产保健卡，孕29+1周产检血压139/76mmHg，嘱自测血压，未遵医嘱。其余孕检无特殊发现。既往无特殊情况，1-0-0-1，2011年孕38+3周因"子痫前期"于本院行剖宫产术，父母均有高血压病史。

今日产检血压190/111mmHg，尿蛋白（+++），无头晕眼花、心慌胸闷、上腹痛等不适，门诊予硝苯地平10mg口服，紧急降压后收入院。

【问题】

问题1. 还需要补充询问哪些病史？

问题2. 提出处理意见。

问题3. 如何选择终止妊娠时机？

【评分标准】

序号	项目	评分细则	满分	得分	扣分原因
1	病史采集（40分）	末次月经，确定预产期	5		
		此次妊娠胎儿发育情况，胎动情况	5		
		有无下腹痛，阴道流血、流液等不适	5		
		饮食、睡眠、二便等一般情况	5		
		前次妊娠分娩新生儿情况，产后血压情况	5		
		入院查体（生命体征，意识状态，心肺听诊，四步触诊，下肢水肿情况）	15		

续表

序号	项目	评分细则	满分	得分	扣分原因
2	处理意见（40分）	诊断：重度子痫前期	5		
		硝苯地平紧急降压流程	10		
		急查血常规、凝血五项、肾功能、电解质、心肌酶、BNP、心电图；评估眼底，尿蛋白定量，完善心超、肝胆胰脾超声、头颅MRI等检查评估脏器功能；胎心监护，胎儿生长超声及脐动脉血流阻力	10		
		★地塞米松促胎肺成熟	5		
		★硫酸镁解痉用法及注意事项	10		
3	终止妊娠时机及方式（20分）	△发生严重母儿并发症时，母体稳定后及时终止	5		
		综合评估，严密监护，尽量争取促胎肺成熟	5		
		△病情稳定，>34周可考虑终止妊娠	5		
		△短时间内难以经阴道分娩，可放宽剖宫产指征	5		
考官签名			总分		

第一年规培住院医师（PGY1）：★△可选，余必选

第二年规培住院医师（PGY2）：△可选，余必选

第三年规培住院医师（PGY3）：全选

【解析】

　　妊娠期高血压是指妊娠20周后首次出现高血压，收缩压≥140mmHg和（或）舒张压≥90mmHg，于产后12周内恢复正常；尿蛋白检测为阴性。子痫前期是指妊娠期高血压伴下列任一项：尿蛋白≥0.3g/24h，或尿蛋白/肌酐比值≥0.3，或随机尿蛋白（+）；无蛋白尿但伴有以下任何一种器官或系统受累：心、肺、肝、肾等重要器官，或血液系统、消化系统、神经系统的异常改变，胎盘-胎儿受累等。子痫前期孕妇出现下述任一表现可诊断为重度子痫前期：①血压持续升高：收缩压≥160 mmHg和（或）舒张压≥110 mmHg；②持续性头痛、视觉障碍或其他中枢神经系统异常表现；③持续性上腹部疼痛及肝包膜下血肿或肝破裂表现；④肝酶异常：血丙氨酸转氨酶（ALT）或天冬氨酸转氨酶（AST）水平升高；⑤肾功能受损：尿蛋白>2.0g/24h，少尿（24小时尿量<400mL或每小时尿量<17mL）或血肌酐>106μmol/L；⑥低蛋白血症伴腹水、胸腔积液或心包积液；⑦血液系统异常：血小板计数呈持续性下降并低于$100×10^9$/L；微血管内溶血（表现有贫血、黄疸或血乳酸脱氢酶水平升高）；⑧心功能衰竭；

⑨肺水肿；⑩胎儿生长受限或羊水过少、胎死宫内、胎盘早剥等。

迄今为止，妊娠早中期尚缺乏能够可靠预测子痫前期的方法。国际妊娠期高血压研究学会推荐，对于子痫前期高风险人群（子痫前期病史、慢性高血压、妊娠前糖尿病、BMI > 30kg/m^2、抗磷脂综合征和采用辅助生殖技术孕妇）妊娠12 ～ 16 周起给予小剂量阿司匹林（75 ～ 150mg/d）预防子痫前期。

妊娠期高血压疾病的诊断应注意患者妊娠期有无高血压、肾病、糖尿病等自身免疫性疾病等病史或表现，既往妊娠血压情况及家族史。

妊娠期高血压疾病病情的评估包括母体和胎儿两方面。母体方面，包括血压、尿蛋白、血常规、凝血功能、生化全套、心电图、眼底评估、肝胆胰脾超声、心脏超声和头颅 MRI 等；胎儿方面包括胎儿生长超声、羊水指数、胎儿脐动脉血流和胎心监护等。

妊娠期高血压疾病的治疗基本原则是休息、镇静、预防抽搐、有指征地降压和利尿、密切监测母儿情况，适时终止妊娠。

当血压 ≥ 160/110mmHg 时，需紧急降压，可使用药物包括口服硝苯地平，静脉注射拉贝洛尔、佩尔地平、乌拉地尔或肼苯哒嗪。

休息以左侧卧位为宜，摄入足够优质蛋白质和热量，适度限盐。需保证足够睡眠，必要时睡前口服地西泮 2.5 ～ 5.0mg 镇静。

子痫前期患者出现严重高血压、蛋白尿、血压升高伴神经症状或体征时，应给予硫酸镁预防抽搐。硫酸镁负荷剂量为 2.5 ～ 5.0mg，维持剂量为 1 ～ 2g/h，每天静脉滴注 6 ～ 12 小时，24 小时总量不超过 25g。产后继续使用 24 ～ 48 小时。血清镁离子有效治疗浓度为 1.8 ～ 3.0mmol/L，超过 3.5mmol/L 即可出现中毒症状。使用硫酸镁的必备条件：①膝腱反射存在；②呼吸 ≥ 16 次 / 分钟；③尿量 ≥ 25mL/h；④备有 10% 葡萄糖酸钙。镁离子中毒时停用硫酸镁并缓慢静脉推注（5 ～ 10 分钟）10% 葡萄糖酸钙 10mL。当孕妇合并肾功能不全、心肌病、重症肌无力等，应慎用或减量使用硫酸镁，必要时可监测血镁浓度。

当血压 ≥ 140/90mmHg 时，应进行降压治疗，可使用药物为拉贝洛尔及硝苯地平缓释片。血压管理目标值为（110 ～ 140）/85mmHg。

孕周 < 34 周并预计在 1 周内分娩的子痫前期孕妇，应给予糖皮质激素促胎肺成熟。用法：地塞米松 6mg，肌内注射，每 12 小时 1 次，连续 4 次。妊娠32 周前需终止妊娠者，建议使用硫酸镁进行胎儿脑保护。

（郑明明）

三、妊娠期糖尿病

（gestational diabetes mellitus, GDM）

【住院医师指令】

　　某医院妇产科的住院医师，今天在产科门诊值班，进来一位孕妇，30 岁，G_2P_0，现孕 26+2 周，前一日行 75 g 口服葡萄糖耐量试验（OGTT）。

　　75g OGTT 报告：空腹血糖 5.6mmol/L，服糖后 1 小时血糖 10.5mmol/L，服糖后 2 小时血糖 10.0mmol/L。

　　现来门诊咨询。

【标准化患者（SP）信息】

　　初中数学教师，30 岁。孕前体重 80kg，身高 160cm。13 岁开始来月经，平时月经不规则，30 天～6 个月才来一次，出血量中等，没有痛经。因月经不调，到当地中医院检查，诊断为多囊卵巢综合征，给予中药调经，没有规律吃药。

　　2 年前结婚，因有生育要求，促排卵治疗后怀孕，孕 1 个多月后自然流产，此次再次促排卵治疗后怀孕。没有做过手术、没有食物药物过敏，28 岁结婚，丈夫是公务员，没有慢性疾病，父母亲均有 2 型糖尿病。

　　此次是在当地中医院促排卵后妊娠，末次月经是 26+2 周之前，月经推迟 3 天时用验孕棒发现怀孕，妊娠 7 周时做过一次超声检查，发现是宫内单胎妊娠。停经 50 天有妊娠反应，食欲差，乏力，不能吃肉和油多的食物，可以吃饭和蔬菜，孕 20 周后没有早孕反应后胃口好，一周体重增长 2.5kg。孕 24 周来我院建卡，前一日孕 26 周，在我院行 75 g 口服葡萄糖耐量试验，结果为 5.6/10.5/10.0mmol/L，目前诊断为妊娠期糖尿病。迫切希望医生帮助解决疑惑的问题：今后需要注意什么？如何监测血糖？血糖需要控制的范围？

【问题】

　　问题 1. 还需要补充询问哪些病史？

　　问题 2. 请与孕妇沟通目前病情及注意事项。

问题 3. 若孕妇需要使用胰岛素控制，请与孕妇沟通孕期注意事项。

问题 4. 与孕妇沟通口服降糖药的利弊。

【评分标准】

序号	项目	评分细则	满分	得分	扣分原因
1	妊娠期糖尿病（GDM）高危因素（30分）	肥胖（尤其是重度肥胖）	10		
		一级亲属患 2 型糖尿病	5		
		GDM 史或巨大儿分娩史	5		
		多囊卵巢综合征	5		
		妊娠早期空腹尿糖反复阳性	5		
2	妊娠期血糖监测（30分）	健康宣教	5		
		医学营养治疗	5		
		营养摄入量推荐	5		
		餐次合理安排	5		
		运动指导	5		
		妊娠期血糖控制目标	5		
3	妊娠期胰岛素应用（40分）	△常用胰岛素分类及特点：超短效、短效、中效和长效	10		
		★胰岛素应用时机	10		
		△胰岛素治疗方案：基础胰岛素 + 超短效或短效胰岛素	10		
		★使用胰岛素期间血糖控制目标	10		
4	口服降糖药治疗利弊（10分）	可用于妊娠期的口服降糖药有二甲双胍和格列本脲	5		
		这两种药物能通过胎盘屏障，对胎儿有潜在风险，不作为一线用药	5		
	考官签名		总分		

第一年规培住院医师（PGY1）：★△可选，余必选

第二年规培住院医师（PGY2）：△可选，余必选

第三年规培住院医师（PGY3）：全选

【解析】

1. 妊娠期第一次访视，针对高危人群（详见评分标准中高危因素）进行血糖相关检测（空腹血糖、随机血糖，必要时查糖化血红蛋白），筛查妊娠合并糖尿病。

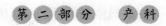

2. 所有未诊断糖尿病的孕妇于妊娠 24 ~ 28 周均行 OGTT 筛查 GDM。

3. 未诊断 GDM 的孕妇，妊娠晚期发现胎儿腹围大于同孕龄的第 90 百分位、羊水过多、体重增长过多，均推荐复查 OGTT，再次确认是否并发 GDM。

4. GDM 的血糖监测推荐末梢血糖（空腹及三餐后 2 小时），血糖控制不理想或在胰岛素调整剂量期间可增加监测频率。血糖控制满意后（非胰岛素治疗者），可减至每周 1 ~ 2 日，每日 4 次监测血糖。GDM 孕妇妊娠期血糖推荐控制在 3.3 ~ 5.3mmol/L（空腹）和 4.4~6.7mmol/L（餐后 2 小时），糖化血红蛋白小于 5.6。

5. 对于 GDM 孕妇血糖控制需要结合饮食 + 运动的方式，若仍不能通过上述方式达到目标血糖，建议启动药物治疗。

（郑明明）

四、胎儿生长受限

（fetal growth restriction）

【住院医师指令】

某医院妇产科的住院医师，今天在产科门诊值班，进来一位孕妇，25 岁，身高 140cm，G_1P_0，孕早期超声胎儿测量值均符合孕周，孕 24 周外院胎儿结构筛查超声提示胎儿各径线测量值均稍小于孕周，孕 26+3 周我院超声检查提示胎儿头围、腹围测量值相当于孕 24 周，股骨测量值相当于孕 25 周，肱骨测量值相当于孕 23 周。

因胎儿偏小，于我院行羊水穿刺产前诊断，染色体微阵列分析结果提示：临床意义不明变异。

3 周前超声检查提示：胎儿头围、腹围测量值相当于孕 29 周，胎儿体重为同孕周的第 5 百分位。

其余孕检无特殊发现。现孕 34 周来门诊咨询。

【问题】

问题 1. 还需要补充询问哪些病史？

问题 2. 还需要完善哪些检查？

问题 3. 后期如何监护妊娠？如何选择终止妊娠时机？

【评分标准】

序号	项目	评分细则	满分	得分	扣分原因
1	病史采集（40分）	末次月经，根据早、中孕期超声核实孕周	10		
		既往是否有高血压、糖尿病、肾脏病、APS、SLE 等慢性病，是否吸烟喝酒或使用特殊药物	10		
		孕妇本人出生体重，家族中其他人身高	5		
		是否接触宠物、进食生鱼片或生肉、旅游史	5		
		查体：血压，体重，宫高，腹围	10		

序号	项目	评分细则	满分	得分	扣分原因
2	完善检查（35分）	巨细胞病毒、弓形虫、梅毒检测，必要时疟疾检测	5		
		自身抗体、免疫常规、抗心磷脂抗体	5		
		胎儿生长超声、羊水量、脐动脉血流、大脑中动脉血流	10		
		胎心监护	5		
		★遗传咨询	10		
3	妊娠期监护及终止妊娠时机（25分）	定期复查胎儿生长超声（至少间隔2周）、脐动脉血流及大脑中动脉血流，胎心监护	10		
		患者教育：数胎动的意义	5		
		△在34周前的FGR推荐完成激素治疗后，当出现静脉导管或脐静脉血流异常时终止妊娠，之后若出现脐血流舒张期返流或缺失、大脑中动脉血流阻力反复显著降低时或胎心监护提示胎儿窘迫时终止妊娠	5		
		单纯SGA延迟到37周分娩	5		
考官签名			总分		

第一年规培住院医师（PGY1）：★△可选，余必选

第二年规培住院医师（PGY2）：△可选，余必选

第三年规培住院医师（PGY3）：全选

【解析】

　　胎儿生长受限（fetal growth restriction，FGR）又称胎儿宫内生长受限（intrauterine growth restriction，IUGR），是与一系列围产不良结局相关的妊娠并发症。胎儿生长受限（FGR）是指由于各种病理因素导致的，胎儿不能达到遗传生长潜能的生长状态。而传统的小于孕龄儿（small for gestational age，SGA）是指婴儿的出生体重小于出生孕周人群数据的第10百分位。因此，FGR不等同于SGA，不是所有的FGR都表现为SGA；同时，50%～70%的SGA与孕妇体质和种族相关，不属于未达到遗传生长潜能的FGR。

　　FGR的病因可概括为三个方面，即母体因素、胎儿因素及胎盘脐带因素。孕妇患有与血管病变相关的慢性疾病，如妊娠相关的高血压疾病、发生血管病

变的糖尿病或肾脏疾病等，均可增加 FGR 的风险。母体抗心磷脂抗体综合征，获得性免疫介导的易栓症（如系统性红斑狼疮）以及紫绀型先天性心脏病均增加 FGR 的发病风险。孕妇年龄大于 40 岁、孕妇出生时为小于孕龄儿均增加 SGA 的风险。妊娠期吸烟增加 3.5 倍 FGR 发病风险，某些母体用药也与 FGR 相关，包括酒精、可卡因、麻醉剂等。胎儿因素包括宫内感染、胎儿基因异常或结构异常等。胎儿生长受限与某些胎盘疾病（如胎盘剥离、梗塞、轮廓状胎盘、海绵状血管瘤及绒毛膜血管瘤）及脐带异常（如帆状或球拍状胎盘）的相关性均见报道。

FGR、SGA 的诊断首先需要根据早、中妊娠期超声检查（首选妊娠 11 ~ 14 周的胎儿冠臀距）核实孕周。如果需要复查相关超声测量指标来明确胎儿生长速度，建议 2 次检查时间至少间隔 3 周。如果根据超声测量值预估的胎儿体重或胎儿腹围小于第 10 百分位需要进一步超声评估，包括羊水量及脐动脉等多普勒血流的测定。由于 SGA 很可能合并结构及染色体异常，因此推荐没有做过胎儿结构筛查的孕妇行胎儿超声结构筛查及遗传学评估。对严重的 SGA，应提供巨细胞病毒（CMV）和弓形虫感染的血清学筛查。高危人群（可疑接触史）应考虑梅毒和疟疾的检测。

超声检查是评估胎儿生长受限非常重要的方法。SGA 胎儿的监测包括定期的胎儿生长超声检查及羊水量测定。

1）高危人群中，使用脐动脉多普勒可以降低围产期患病率及死亡率。脐动脉多普勒应该作为 SGA 胎儿监测的基本方法。

2）当脐动脉多普勒监测正常，每 14 天重复测量是合理的。对于严重的 SGA 胎儿，多普勒监测频率可以更高。

3）胎心监护和超声羊水量的评估不应作为 SGA 监测的唯一方法。

4）生物物理评分不推荐用于未足月 SGA 的监测。

5）妊娠 32 周之前 SGA 胎儿的大脑中动脉预测乳酸血症及不良结局价值有限，亦不应用于决定分娩时机。

6）脐动脉多普勒监测正常的超过妊娠 32 周 SGA，异常的大脑中动脉（PI 小于第 5 百分位）对于预测出生时的酸中毒有价值，需要参考大脑中动脉的 PI 值考虑妊娠晚期 SGA 分娩时机。

7）静脉导管多普勒对于酸中毒及不良结局有一定的预测价值。静脉导管多普勒应该用于脐动脉多普勒监测异常的未足月 SGA 监测，并用于决定分娩时机。

　　生长受限胎儿合适的分娩时机取决于其病因以及估算的孕龄。胎儿生长受限本身并不是剖宫产的指征，分娩方式应结合其他临床状况。推荐在 34 周前的 FGR，当出现静脉导管或脐静脉血流异常时终止妊娠。单纯 SGA 在超声密切监测的基础上可延迟到 37 周分娩。妊娠 32 周前分娩的胎儿，分娩时应用硫酸镁有神经保护作用。

（郑明明）

五、前置胎盘

（placenta previa）

【住院医师指令】

某医院妇产科的住院医师，今天在产科门诊值班，进来一位孕妇，34 岁，G_5P_1，现妊娠 28 周，由于超声检查发现前置胎盘来门诊咨询。

【标准化患者（SP）信息】

34 岁，身高 160cm，全职妈妈。5 年前，因为（妊娠 39 周）胎膜早破，臀位剖宫产分娩一名男婴，新生儿体重 3700g。第一次怀孕前体重 52kg，分娩前体重 65kg，怀孕过程顺利，没有高血压或者糖尿病史，分娩时出血不多，产后母乳喂养，恢复顺利。

13 岁开始来月经，平时月经规则，出血量中等，没有痛经。使用工具避孕，有过 3 次人工流产，都是非计划妊娠，最后一次流产是 1 年前，这 3 次流产都是顺利的。除了剖宫产，没有做过手术、没有食物药物过敏。28 岁结婚，丈夫是公司管理人员，父母以及丈夫都没有慢性疾病。

此次怀孕前，体重为 56kg。此次是非计划妊娠，末次月经是 28 周之前。停经 40 多天曾有过 3 天少量阴道流血，自以为是一次月经。直到妊娠 3 个月第一次做超声检查发现怀孕，被医生告知胎盘位置低，不论是流产还是分娩都有大出血切除子宫风险，当时选择继续妊娠，但很担心。

孕期没有做过早孕期 NT 超声筛查。中孕期唐氏筛查提示低风险，胎儿结构筛查超声未见异常。最近没有腹痛，没有阴道流血。孕期血压正常，没有贫血。今天做了超声检查，提示胎儿大小与孕周符合，前置胎盘，见附录二图 2-1。

此次就诊希望医生帮助解决疑惑的问题：到底是不是前置胎盘，有没有胎盘植入；继续妊娠的风险有多大；怀孕期间是否需要在家休养；是否可以出门购物、接送孩子；是否需要提早剖宫产；分娩时子宫切除的可能性大吗？

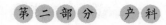

【问题】

问题 1. 还需要补充询问哪些病史？

问题 2. 请与孕妇沟通前置胎盘的风险。

问题 3. 请与孕妇沟通孕期注意事项。

【评分标准】

序号	项目	评分细则	满分	得分	扣分原因
1	病史采集（50分）	末次月经，确定预产期	10		
		妊娠早期有无腹痛、出血、早孕反应，超声检查情况	10		
		妊娠中期产前筛查、症状、产检情况	10		
		问诊饮食、睡眠、二便等一般情况	5		
		妊娠前身高、体重	5		
		既往史、过敏史、手术史	5		
		月经生育史、前次妊娠是否有并发症、胎儿体重、分娩情况	5		
2	母体风险（15分）	产前出血及产后出血风险增加	5		
		★子宫切除风险增加	5		
		△产褥感染风险增加	5		
3	胎儿风险（10分）	产前出血可导致胎儿窘迫、贫血	5		
		△早产和新生儿死亡率增高	5		
4	孕期健康指导（25分）	适宜的增重	5		
		营养素补充，必要时口服铁剂	5		
		应避免性生活和锻炼，在妊娠晚期减少活动	5		
		如果出现宫缩或者阴道流血，需要立即就医	5		
		每 4 周 1 次超声检查以了解胎盘位置、胎盘与子宫瘢痕的关系	5		
	考官签名		总分		

第一年规培住院医师（PGY1）：★△可选，余必选

第二年规培住院医师（PGY2）：△可选，余必选

第三年规培住院医师（PGY3）：全选

【解析】

妊娠 28 周之后胎盘附着在子宫下段，胎盘下缘达到或覆盖宫颈内口，低于

胎先露部，称为前置胎盘。

当既往有剖宫产史的孕妇，影像学检查提示，胎盘位于子宫前壁下段及覆盖子宫瘢痕时，应高度警惕前置胎盘合并植入的可能。正常胎盘的超声表现为轮廓清晰的半月形弥漫光点区。出现以下情况提示胎盘植入可能：胎盘后间隙消失，胎盘中血窦丰富、血流湍急且累及子宫肌层，胎盘子宫界面血流信号丰富，部分区域子宫肌层缺失甚至完全中断。本例中胎盘主要位于子宫后壁，越过宫颈内口达到子宫前壁的部分胎盘不覆盖子宫瘢痕，因此胎盘植入的可能性较小。

前置胎盘合并胎盘植入时，往往发生严重的产科出血、休克、凝血功能障碍，子宫切除风险高。可疑胎盘植入的孕妇应在具备抢救严重产科出血、急诊子宫切除条件的三级医疗中心行妊娠期保健，妊娠 28 周后每 2 周产检 1 次；若合并缺铁性贫血给予口服铁剂纠正贫血；每 4 周复查 1 次产科超声以了解胎盘位置、胎盘与子宫瘢痕的关系。中华医学会指南推荐胎盘植入的孕妇妊娠 34 ~ 36 周剖宫产终止妊娠。

对于无症状的前置胎盘的孕妇，应避免性生活和锻炼，在妊娠晚期减少活动。如果出现宫缩或者阴道流血，需要立即就医。

（顾　宁）

六、胎盘早剥

（placental abruption）

【住院医师指令】

　　某医院产科病房的住院医师,今天值班,收治了一位孕妇,28 岁,G_1P_0,因"停经 36 周,腹痛伴阴道流血 3 小时"来院,孕 22 周及 26 周外院两次产检均示血压升高,（140 ~ 145）/（90 ~ 95）mmHg,两次查尿常规示尿蛋白（+）,未做特殊处理,此后未按期产检。既往无子宫手术史。

　　入院查体：T 37.0℃,P 115 次 / 分,R 20 次 / 分,BP 85/50 mmHg,神志清,精神欠佳,宫底剑突下二指,可及低张宫缩,间歇不明显,四步触诊胎儿头位,阴道窥检见阴道内少量暗红色血性液体,宫口未开。

　　胎心监护：胎心基线 110 bpm,变异差,伴频发减速,宫腔压力 30 ~ 40mmHg。留置导尿管见尿色清。

【问题】

　　问题 1. 目前诊断及鉴别诊断。

　　问题 2. 给出下一步处理方案。

　　问题 3. 与孕妇及家属沟通目前病情。

【评分标准】

序号	项目	评分细则	满分	得分	扣分原因
1	诊断完整（10分）	G_1P_0 妊娠 36 周待产	1		
		胎盘早剥Ⅲ级（★ PGY1 可不分级）	3		
		胎儿宫内窘迫	2		
		子痫前期	2		
		失血性休克	2		

序号	项目	评分细则	满分	得分	扣分原因
2	鉴别诊断（10分）	前置胎盘	4		
		早产临产	3		
		★先兆子宫破裂	3		
3	辅助检查（15分）	血常规、凝血五项	3		
		肝肾功能、电解质	3		
		★心电图	2		
		★血型	2		
		△交叉配血	2		
		△床边B超检查	3		
4	处理（30分）	（1）抗休克：开通静脉通道、吸氧、心电监护、记尿量及出血量	10		
		补液	2		
		★备血：红悬、血浆、冷沉淀及血小板等	3		
		（2）积极手术准备	10		
		△（3）持续胎心监护	5		
5	沟通（55分）	告知家属目前情况			
		（1）说出主要诊断：胎盘早剥、胎儿宫内窘迫	5		
		（2）说出休克状态	5		
		△评估休克指数＞1	5		
		（3）目前处理方案：抗休克同时急诊剖宫产	10		
		告知风险			
		（1）严重产后出血	5		
		（2）子宫胎盘卒中切除子宫可能	5		
		△（3）输血风险	5		
		（4）胎儿宫内死亡风险：远期预后不良可能	5		
		（5）早产儿，胎窘，需复苏、转专科救治可能，出生后新生儿窒息、死亡可能	5		
		△（6）新生儿远期并发症风险	5		

第一年规培住院医师（PGY1）：★＆△可选，余必选

第二年规培住院医师（PGY2）：△可选，余必选

第三年规培住院医师（PGY3）：全选

【解析】

胎盘早剥起病急，发展快，处理不当威胁母儿生命。子痫前期、子痫、慢性高血压孕妇可因底蜕膜小动脉痉挛硬化，导致毛细血管缺血坏死而破裂出血，亦可由腹部外伤、撞击等机械因素所致。临床症状取决于胎盘剥离的部位、程度，轻型往往无孕妇休克症状，无胎窘表现，仅在产后发现胎盘母体面有陈旧性血凝块或压迹而得以确诊。重型胎盘早剥的临床症状的严重程度与阴道流血量往往不相符，内出血严重时孕妇可伴有休克症状，胎儿可出现宫内窘迫甚至胎死宫内。

根据 2012 版《中华妇产科杂志》发表的"中华医学会胎盘早剥的临床诊断与处理规范（第一版）"，胎盘早剥分为 0、Ⅰ、Ⅱ、Ⅲ级。

分级	临床特征
0	胎盘后有小血凝块，但无临床症状
Ⅰ	阴道出血，可有子宫压痛和子宫强直性收缩；孕妇无休克发生，无胎窘发生
Ⅱ	可能有阴道出血；孕妇无休克，有胎窘发生
Ⅲ	可能有外出血；子宫强直性收缩明显，触诊呈板状；持续性腹痛，孕妇发生失血性休克，胎儿死亡；30% 的孕妇有凝血功能指标异常

诊断主要依据高危因素、临床表现及辅助检查结果综合判断。辅助检查的选择：血常规、凝血五项、胎心监护等，伴有休克表现的孕妇做好备血、输血的相关检查，如传染病十项、交叉配血等；超声检查不是诊断胎盘早剥的敏感手段，准确率仅在 25% 左右。对轻型患者保守治疗过程中要注意监测凝血功能，以便及时发现 DIC。

治疗原则：根据孕周、早剥的程度、有无并发症、宫口开大情况，胎儿宫内情况决定。

1. 纠正休克和凝血功能障碍。

2. 持续监测胎心以判断胎儿宫内情况。

3. 终止妊娠指征：①死胎；②妊娠 32 周以上，胎儿存活，早剥Ⅱ级以上；③妊娠 > 34 周的轻度胎盘早剥。

4. 保守治疗指征：①妊娠 < 28 周，妊娠 28 ~ 32 周，显性出血，子宫松弛，孕妇及胎儿状态稳定；②妊娠 32 ~ 34 周，0 ~ 1 级者。妊娠 < 34 周保守治疗同时需促胎肺成熟。一旦病情加重，阴道出血增多，子宫张力增高，凝血功能

异常及胎儿宫内窘迫时，应立即终止妊娠。

分娩方式：如妊娠足月、母儿病情稳定，有产兆，可在准备剖宫产前提下试产，必要时人工破膜降低宫腔压力；估计短时间内不能阴道分娩者立即剖宫产。母儿病情不稳定者，在积极补液、纠正凝血异常的同时急诊剖宫产，并做好产后出血的防治。

该例孕妇已妊娠 36 周，有典型腹痛伴阴道流血症状。妊娠期血压（140 ~ 145）/（90 ~ 95）mmHg，入院血压 85/50mmHg，存在失血性休克。阴道检查宫口未开，故应考虑剖宫产终止妊娠。因其妊娠期未正规产检，术前应完善血常规检查了解孕妇一般情况，行胎儿超声检查了解胎儿发育情况。

（方　婧）

七、未足月胎膜早破

（preterm premature rupture of membranes）

【住院医师指令】

某医院妇产科的住院医师，今天在产科病房值班，收治了一位孕妇，33 岁，G_3P_0，现妊娠 32+3 周，自觉间断少量阴道流液一天，无腹痛及见红，自数胎动良好。

体格检查：T 37.0℃，P 87 次 / 分，BP 102/56mmHg，妊娠腹，未触及宫缩，子宫无压痛；无菌阴道窥检：阴道内潮湿，后穹隆见少量水样分泌物，pH 试纸变绿色。血常规：WBC 11.7×10^9/L，N 82%。

超声提示：LOA，羊水指数 40mm。

胎心率：124 次 / 分。

【标准化患者（SP）信息】

孕妇为超市营业员，33 岁，一天前感觉阴道流液，间断性，量不多，没有明显颜色，没有味道，主要在活动的时候出现，没有发现阴道流血也没有腹痛。

身高 160cm，怀孕前体重 50kg，目前体重 61kg。此次为计划妊娠，月经推迟 2 天用验孕棒发现怀孕，停经 50 天时第一次做超声检查确诊早孕 7 周。孕早期反应不大，没有腹痛、阴道流血等不适。怀孕 3 个月时做 NT 筛查为 1.0mm，孕 18 周左右做的唐氏筛查提示低风险，孕 21^+ 周时超声筛查胎儿结构没有异常。孕期糖耐量试验正常，血压正常，白带检查正常。睡眠及大小便没有异常。

13 岁开始来月经，平时月经规则，血量中等，没有痛经。此次是第三次怀孕，第一次是怀孕 2 个月时，因计划外怀孕做了人工流产，第二次怀孕是 1 年半前，因怀孕 4 个多月出现早破膜而做了引产。没有手术史、没有食物药物过敏史，没有抽烟、饮酒嗜好，没有传染病史，29 岁结婚，丈夫是司机，父母以及丈夫都没有慢性疾病。

因为对这个胎儿期望值非常高，所以非常紧张，迫切希望医生帮助解决疑惑的问题，如胎儿以后是否健康。

【问题】

问题 1. 还需要补充询问哪些病史、完善哪些辅助检查？

问题 2. 目前的诊断及确诊方式？

问题 3. 如何制订治疗方案？

问题 4. 如何与孕妇沟通目前病情？

【评分标准】

序号	项目	评分细则	满分	得分	扣分原因
1	病史采集（35分）	末次月经及早期超声，确定孕周	5		
		阴道流液开始时间、量、颜色、频率，有无伴随症状	5		
		妊娠期产检有无特殊情况，有无阴道炎病史	5		
		问诊妊娠期及发病以来的饮食、睡眠、二便等一般情况	5		
		妊娠前身高体重	5		
		既往史、过敏史、手术史、有无吸烟嗜好	5		
		月经生育史、前次妊娠是否有并发症、胎儿体重、分娩情况	5		
2	诊断（20分）	诊断：PPROM	5		
		如何确诊	10		
		高危因素	5		
3	治疗方案（35分）	检查排除母儿感染，确定胎先露	5		
		评估胎儿宫内状况	5		
		★期待治疗：糖皮质激素、抗生素、宫缩抑制剂的使用	10		
		★期待过程中需监测的指标	5		
		△分娩时机及分娩方式的选择	10		
4	沟通预后（10分）	告知目前的治疗方案、早产儿可能出现的问题及应对措施	5		
		给予心理安慰及疏导	5		
	考官签名		总分		

第一年规培住院医师（PGY1）：★△可选，余必选

第二年规培住院医师（PGY2）：△可选，余必选

第三年规培住院医师（PGY3）：全选

【解析】

胎膜早破（PROM）指宫缩发动之前的胎膜破裂，未足月胎膜早破（PPROM）是指发生在妊娠 37 周前的 PROM，是导致早产的最常见因素。危险因素包括：PPROM 既往史、生殖道感染、产前出血、吸烟。对母儿的危害：约 1/3 的 PPROM 孕妇可能会发生严重感染，如羊膜腔感染、子宫内膜炎或败血症，同时胎盘早剥和脐带脱垂发生率增高，胎儿和新生儿发生感染、神经损伤、死亡等风险增加。妊娠 24 周前的 PROM 因持续的羊水少可致胎肺发育不良、胎儿畸形。

PPROM 是一种临床诊断，直接方法是阴道窥检见后穹隆有羊水积液。如未见羊水积液，可通过检测阴道分泌物 pH、阴道分泌物涂片找羊齿状结晶、类胰岛素生长因子结合蛋白，或超声检测羊水量协助诊断。

治疗方案应结合孕周、有无母儿感染、有无临产、胎先露、胎儿状况、胎肺成熟度、宫颈状况、NICU 水平等因素综合考虑。ACOG 建议，所有妊娠满 34 周的患者均应终止妊娠。如 PPROM 孕妇存在或疑似宫内感染、胎盘早剥、胎窘或脐带脱垂高风险，临床上立即终止妊娠较合适；如果排除上述情况，则妊娠 34 周前的 PPROM 可期待治疗。

期待治疗方案：

（1）综合考虑我国 NICU 水平，建议妊娠 26～35 周的 PPROM 给予一个疗程的糖皮质激素治疗以促进胎肺成熟。

（2）抗生素预防感染。

（3）宫缩抑制剂使用一般不应超过 48 小时，对于已临产或有感染的孕妇，不应给予宫缩抑制剂。

（4）期待治疗期间需监测母体的感染体征（如体温、心率、子宫压痛、阴道流液的颜色和气味等），定期复查白细胞计数和 C 反应蛋白，胎儿监测可行胎动计数、胎心监护（NST）和超声测量羊水量。应向孕妇及家属说明，监测绒毛膜羊膜炎的可靠方法是经腹羊膜腔穿刺取羊水细菌培养并检测炎症指标。检查孕妇指标并不能准确评估绒毛膜羊膜炎。妊娠 32 周前一旦临产，建议给予硫酸镁脑保护。期待治疗至妊娠达 34 周时即可引产，一般无阴道试产禁忌者建议阴道分娩。

（肖镇冬）

八、羊水过多

（polyhydramnios）

【住院医师指令】

　　某医院妇产科的住院医师，今天在产科门诊值班，进来一位孕妇，26 岁，G_2P_1，现妊娠 33 周，自觉腹胀一周来医院就诊，孕期未建围产期保健卡，未正规产检。

【标准化患者（SP）信息】

　　张某，26 岁，身高 160cm，孕前体重 50kg，目前体重 70kg，平时身体健康。5 年前，第一次怀孕时未建卡，未定期产检，妊娠 40 周于当地镇医院自然分娩一个男孩，新生儿体重 4200g，分娩时出血不多，产后母乳喂养，恢复顺利。

　　13 岁开始来月经，平时月经规则，出血量中等，没有痛经。没有做过手术、没有食物药物过敏史，无烟酒嗜好，无吸毒史，20 岁结婚，父母亲以及丈夫都没有慢性疾病。

　　此次是计划外妊娠，末次月经是 33 周之前，月经推迟 10 天左右时用验孕棒发现怀孕。早孕期做过一次超声检查，发现是宫内单活胎。孕期没有妊娠反应，孕期没有感冒、腹痛、阴道流血等不适，睡眠及大小便正常，此次怀孕期间也没有建围产期保健卡，没有定期产检，有时去镇医院做个超声。

　　最近一周感觉肚子胀，时有腰酸、肚子发硬，但是没有阴道出血，这两天晚上不能平躺，躺下喘不上气，吃一点就感觉饱了，大小便正常。

　　今日本院超声检查提示：羊水指数 325mm。

【问题】

　　问题 1. 还需要补充询问哪些病史？

　　问题 2. 请与孕妇沟通羊水过多的主要原因和不良后果。

　　问题 3. 请与孕妇沟通需要完善的检查。

　　问题 4. 孕期羊水过多治疗有哪些注意事项？

【评分标准】

序号	项目	评分细则	满分	得分	扣分原因
1	病史采集（50分）	末次月经，确定预产期	10		
		孕早期有无感冒等病毒感染	10		
		孕早期超声检查情况	10		
		问诊饮食、睡眠、二便等一般情况	5		
		孕前身高体重	5		
		既往史、烟酒、吸毒史、过敏史、手术史和家族遗传病史	5		
		月经生育史、前次妊娠是否有并发症、胎儿体重、分娩情况	5		
2	母儿风险（15分）	羊水过多可能的病因	5		
		对母体的影响：压迫症状、增加子痫前期、剖宫产和产后出血的风险	5		
		对胎儿的影响：胎位异常、早产、胎膜早破、脐带脱垂和胎盘早剥，围产儿死亡率增高	5		
3	辅助检查（15分）	胎儿结构筛查、胎儿心超、（必要时）羊水穿刺	5		
		肝肾功能、血型、血糖监测（OGTT、糖化血红蛋白）	5		
		TORCH、细小病毒B19	5		
4	孕期治疗（20分）	★胎儿畸形或染色体异常，个体化评估后决定终止妊娠的时机或方式	5		
		△如为母儿血型不合导致的胎儿贫血，可行宫内输血治疗	5		
		△药物治疗原则	5		
		△自觉症状严重，羊膜腔穿刺减压，每周复查羊水量	5		

第一年规培住院医师（PGY1）：★△可选，余必选

第二年规培住院医师（PGY2）：△可选，余必选

第三年规培住院医师（PGY3）：全选

【解析】

1. 羊水过多的主要病因：包括胎儿因素、母体因素、胎盘因素及特有妊娠合并症和并发症，还有部分不明原因的特发性羊水过多。胎儿因素包括胎儿畸形和肿瘤、双胎、巨大儿、胎儿贫血及胎儿吞咽功能减退等；母体因素包括高龄、多产、吸烟、吸毒以及 Rh 血型不合；胎盘因素包括胎盘增大和胎盘绒毛血管瘤。

妊娠期糖尿病、宫内感染等也可引起羊水过多。

2. 发现羊水过多时需完善的检查：

（1）胎儿：①全面的胎儿超声评估，排除胎儿结构异常或胎儿水肿；②羊水或脐血管穿刺行染色体核型分析和/或染色体微阵列分析（CMA）；③妊娠期病毒感染：TORCH、细小病毒 B19 等。

（2）母体：①可致羊水过多的母体疾病，如糖尿病和氮质血症；②母体 RH 阴性血型；③高龄、多产、吸烟及吸毒史；④家族遗传病史，评估与羊水过多相关的遗传病，如遗传性贫血或先天性代谢病。

3. 羊水过多孕期治疗：

（1）胎儿异常：一旦确诊胎儿畸形或染色体异常，个体化评估后决定终止妊娠的时机或方式。引产前可行羊膜腔穿刺减压。高位破膜时应让羊水缓慢流出，严密监测孕妇血压、心率变化。羊水流出后观察有无阴道流血及宫高变化，警惕胎盘早剥和羊水栓塞的发生。

（2）胎儿正常：对于孕周不足 37 周，胎肺不成熟者，应尽可能延长孕周。

（3）病因治疗：若为糖尿病，主要任务是控制血糖。对血型不合溶血者，如发现胎儿水肿或胎儿严重贫血，可考虑胎儿宫内输血。

（4）药物治疗：吲哚美辛为主要治疗药物。吲哚美辛可减少羊水量、抑制宫缩从而延长孕周，而且可以减少侵袭性操作的风险，目前应用于妊娠 < 32 周且不需要行羊膜腔穿刺减压的孕妇；用法为口服 25mg，每日 4 次，建议应用短疗程（48 小时）。在吲哚美辛治疗期间，须严密观察羊水量（至少 1 次/周），如果羊水指数没有减少，剂量可以逐渐增加 2 ~ 3mg/kg，同时根据羊水量减少吲哚美辛用药量至停药。如果用药超过 48 小时需评估胎儿心脏 B 超，每周 1 ~ 3 次。由于吲哚美辛有使胎儿动脉导管提前关闭的风险，主张妊娠 32 周之前停药。

（5）羊膜腔穿刺减压：目前无关于羊水放液量、放液速度和是否使用宫缩抑制剂、抗生素的共识意见。对于孕妇压迫症状严重，可经腹羊膜腔穿刺减压，以缓解症状。该操作并发症发生率为 1% ~ 10%，最常见的并发症是早产和胎膜早破，所以操作前要注意与孕妇和家属充分沟通医源性早产、胎膜早破、羊膜腔感染、胎盘早剥及羊水栓塞等风险。穿刺过程中需注意：①选择合适穿刺点，要避开胎盘部位穿刺，有条件应在超声监测下进行；②严格消毒，防止感染；③密切注意孕妇血压、心率、呼吸变化，警惕羊水栓塞和胎盘早剥的发

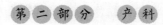

生；④注意放液速度和量，缓慢放液，20分钟内不超过1000mL，速度不超过100～125mL/min，一次放液原则上不超过2000～2500mL；⑤术后每1～3周监测1次羊水量，如压迫症状加重，可考虑重复放液。

（周　燕）

九、羊水过少

（oligohydramnios）

【住院医师指令】

某医院妇产科的住院医师，今天在产科门诊值班，进来一位孕妇，36 岁，G_1P_0，现妊娠 40+1 周，自觉胎动减少一天来医院就诊。孕期在我院建围产期保健卡，定期产检无异常。

【标准化患者（SP）信息】

王某，36 岁，平时身体健康，身高 160cm，孕期体重 50kg，现 62kg。

12 岁开始来月经，平时月经规则，量中等，没有痛经。此次为计划妊娠，孕前 3 个月开始补充叶酸，末次月经是 40+1 周之前，月经推迟 10 天左右时用验孕棒发现怀孕，停经 50 天左右本院超声检查提示宫内单活胎，孕期没有妊娠反应，没有感冒、腹痛、阴道流血等不适，睡眠及大小便正常，怀孕期间在我院建围产期保健卡，定期产检，NT 和胎儿结构筛查都是我院做的，均未见异常，因高龄孕妇在我院做了羊水穿刺，核型分析结果是正常的，孕期血糖、血压也是正常。没有做过手术、没有食物药物过敏，35 岁结婚，父亲、母亲以及丈夫都没有慢性疾病和遗传病。

近一周体重没有增长，上次产检宫高腹围也没有增加，吃饭睡觉都正常，昨天开始感觉胎动减少，一天只动了 7、8 次，没有腹痛和肚子发紧，也没有阴道流血流水，只是阴道分泌物比之前多一点，大小便正常。

今日本院门诊超声检查提示：羊水指数 45mm。

因为医生建议住院，迫切希望医生告知下一步将如何处理？

【问题】

问题 1. 还需要补充询问哪些病史？

问题 2. 请与孕产妇沟通羊水过少的主要原因和不良后果。

问题 3. 请与孕产妇沟通分娩的时机。

【评分标准】

序号	项目	评分细则	满分	得分	扣分原因
1	病史采集 （50分）	末次月经，确定预产期	10		
		孕期唐筛、胎儿结构筛查、血糖、血压情况	10		
		孕期是否有特殊用药情况	10		
		阴道分泌物情况	5		
		问诊饮食、睡眠、二便等一般情况	5		
		孕前身高体重、体重增长	5		
		既往史、过敏史、手术史	5		
2	母儿风险 （20分）	胎膜早破感染、剖宫产率增加、妊娠期高血压疾病	10		
		胎儿畸形、胎儿宫内缺氧、胎儿生长受限、死产、NICU 入住率、新生儿死亡	10		
3	辅助检查 （30分）	★高龄染色体异常、排除妊娠期高血压疾病	10		
		△阴道检查、阴道分泌物 pH、类胰岛素因子检查排除胎膜早破	10		
		△ NST、OCT 试验、胎儿生物物理评分	10		
考官签名			总分		

第一年规培住院医师（PGY1）：★△可选，余必选

第二年规培住院医师（PGY2）：△可选，余必选

第三年规培住院医师（PGY3）：全选

【解析】

　　羊水过少是一种严重的产科并发症，可发生在妊娠的任何时期，羊水量 < 300mL、羊水指数 ≤ 50mm 和最大羊水池深度 ≤ 20mm 均可称为羊水过少。目前报道，羊水过少发生率为 0.5% ~ 5.5%，孕早期羊水过少较为少见，多见于临近足月妊娠，而且发生率受超声检查时孕龄、妊娠期合并症或并发症和诊断标准的影响较大。意大利一项针对 3050 例无并发症、妊娠（40 ~ 41）+6 周的单胎正常胎儿的研究中发现，羊水过少（定义为羊水指数 ≤ 5cm）的发生率为 11%。中国一项纳入 39 家医院 89050 名足月孕妇的研究报告，羊水过少的发生率为 4.4%。

　　2016 年一项荟萃分析中共纳入 12 项研究，包括 35999 名足月孕妇，其中 2414 名（6.7%）孕妇发生羊水过少。羊水过少孕妇的引产率显著增高（OR 7.56，95%CI 4.58 ~ 12.48），也增加了剖宫产率（OR 2.07，95%CI 1.77 ~ 2.41）；1 分钟和 5 分钟 Apgar 评分 < 7 分（OR 1.53，95% CI 1.03 ~ 2.26；OR 2.01，

95%CI 1.3 ~ 3.09）和入住 NICU 率（OR 1.47，95%CI 1.17 ~ 1.84）；而在脐血 pH < 7.1 和羊水污染方面没有显著差异。在比较引产和期待治疗的随机对照试验中，母体和新生儿结局没有差异。

2017 年另一项荟萃分析纳入羊水过少单胎孕妇，分为高危组 8067 名（有妊娠合并症如高血压）和低危组 27526 名。其中低危组羊水过少的新生儿患胎粪吸入综合征的发生率明显较高（RR 2.83，95%CI 1.38 ~ 5.77），因胎儿窘迫剖宫产率（RR 2.16，95%CI 1.64 ~ 2.85）和入住 NICU 率（RR 1.71，95%CI 1.20 ~ 2.42）均增加。高危组低出生体重儿率明显增加（RR 2.35，95%CI 1.27 ~ 4.34），而新生儿 5 分钟 Apgar 评分 < 7 分（RR 1.85，95% CI 0.69 ~ 4.96），入住 NICU 率（RR 2.09，95% CI 0.80 ~ 5.45）和胎儿窘迫剖宫产率（RR 1.65，95% CI 0.81 ~ 3.36）与羊水正常孕妇无显著差异。所以高危孕妇的围产期管理应该根据妊娠合并症处理，而不是根据羊水过少决定。

羊水过少的原因

产妇	胎儿
与子宫胎盘功能不全相关的产科疾病（如先兆子痫、慢性高血压、胶原血管疾病、肾病、血栓形成倾向疾病）	染色体异常、胎儿先天畸形（肾脏发育不全、多囊肾、尿道狭窄）
药物（如血管紧张素转换酶抑制剂、前列腺素合成酶抑制剂、曲妥珠单抗）	胎儿生长受限、死胎、过期妊娠、胎膜早破
胎盘	**特发性**
胎盘早剥、TTTS、血栓形成	

羊水过少的病因常为胎儿、母体、胎盘和特发性因素（详见上表）。晚期妊娠超声发现羊水过少时应注意询问有无阴道流液的病史，排除胎膜早破；注意排除妊娠期并发症如妊娠期高血压疾病或母体血管性疾病导致的胎盘功能不全引起的羊水过少。孕足月发现的羊水过少常伴有胎儿生长受限，应回顾产前超声结果排除胎儿畸形。对于胎儿储备功能尚好，胎心监护图形正常的羊水过少的晚期妊娠孕妇，应与孕妇和家属讨论不同治疗计划的利弊，帮助其做出决定，可以考虑引产，产程中需要持续监测胎心变化；也可以进行胎心监护和生物物理评分监测直至 39 周。对于胎心监护图形异常或破膜时羊水少且严重粪染，短时间不能结束分娩者，应尽早剖宫产终止妊娠。

（周　燕）

十、产房管理

（delivery room management）

【住院医师指令】

　　某医院妇产科总住院医师，今天值夜班，17：30 到产房接班。夜班组除了你以外还有 1 名主治医师、2 名低年资住院医师和 4 名助产士，但此时主治医师被请去手术室台上会诊。

【标准化患者（SP）信息】

　　产房的患者情况一览表上有 8 位产妇，记录如下：

床号	诊断	羊水	硬膜外镇痛	缩宫素	产程信息
1	G_1P_0 妊娠 34 周，LOA，胎膜早破	清	否	否	12 小时前破水，自然临产，宫缩 30"/3'，宫口 2cm
2	G_3P_1 妊娠 41+1 周，LOA	—	否	是	今日上午 8：00 开始缩宫素引产，现规律宫缩，宫口 2cm，先露 S-1
3	G_1P_0 妊娠 40 周，LOA	清	是	是	产程进展顺利，宫口开全 1 小时，近半小时胎心监护图形有减速（见附录二图 2-2）
4	G_2P_1 妊娠 39 周，LOA	—	否	否	产程进展顺利，宫口 3cm，胎心正常
5	G_2P_0 妊娠 39 周，LOA，妊娠期糖尿病	—	否	否	自然临产入院，产程进展顺利，宫口 8cm，胎心正常
6	G_2P_0 妊娠 40 周，LOA	清	是	是	自然临产入院，13：00 人工破膜，宫口 2cm，分娩镇痛。16：00 宫缩 30"/4'~5'，宫口 2cm，给予缩宫素增缩
7	G_1P_0 妊娠 40 周，胎膜早破	清	否	否	8 小时前破水，缩宫素引产。现宫缩 30"/3'，宫口 5cm，胎心正常

续表

床号	诊断	羊水	硬膜外镇痛	缩宫素	产程信息
8	G_1P_0 妊娠 36 周，双绒毛膜双胎，臀先露	—	否	否	急诊入院，现宫缩 20"/5'，宫颈管消退，宫口容指，胎心正常

【问题】

问题 1. 每个孕妇分别需要怎样的处理？

问题 2. 你怎样安排处理的顺序和人员？

【评分标准】

序号	项目	评分细则	满分	得分	扣分原因
1	管理思维（80 分）	评估胎心及产程，分娩时需通知新生儿科医师	10		
		停用缩宫素，人工破膜，监测胎心及产程	10		
		评价产力、产道、胎儿大小及方位，如果胎心持续异常，考虑助产或剖宫产	10		
		监测胎心及产程，可以人工破膜	10		
		持续胎心监护，每小时监测血糖，可以人工破膜	10		
		评价产力、产道、胎儿及产程进展情况	10		
		监测胎心及产程，可考虑分娩镇痛	10		
		持续胎心监护，准备急诊剖宫产	10		
2	优先处理（10 分）	先处理 3，8，然后处理 1，6，最后处理 2，4，5，7	10		
3	人员安排（10 分）	（1）向上级汇报 3，8；（2）分别由 1 名住院医师 +1 名助产士处理 3，8；（3）其余由 2 名助产士处理 1，2，4，5，6，7	10		
考官签名			总分		

【解析】

引产是处理高危妊娠常用的方法。常见的引产指征包括：妊娠期高血压疾病、妊娠期糖尿病、胎膜早破、妊娠期延长（≥ 41 周）和胎儿生长受限。对于需要引产的女性，如果宫颈成熟（Bishop > 6 分），胎头与宫颈衔接良好，建议行早期人工破膜。早期人工破膜可使产程缩短 2 小时以上，但不改变剖宫产率。人工破膜的并发症包括：脐带脱垂、前置血管破裂、增加感染和胎心异常风险。

从临产至宫口扩张 6cm 称为潜伏期。初产妇＞ 20 小时，经产妇＞ 14 小时称为潜伏期延长。宫口扩张 6cm 至宫口开全为活跃期。当破膜且宫口扩张 6cm 后，如果宫缩正常，而宫口停止扩张≥ 4 小时可诊断为活跃期停滞；如果宫缩欠佳，宫口停止扩张≥ 6 小时可诊断为活跃期停滞。产程延长及停滞可能与以下原因有关：①子宫收缩乏力；②头盆不称；③枕后位；④椎管内麻醉；⑤母亲肥胖。

出现产程延长或停滞时，应首先评估母儿状态，排除头盆不称后可以考虑缩宫素增缩。活跃期停滞可作为剖宫产指征。

第二产程延长的诊断标准：

（1）对于初产妇，如行硬脊膜外镇痛，第二产程超过 4 小时无进展（包括胎头下降、旋转）可诊断为第二产程延长；如无硬脊膜外镇痛，第二产程超过 3 小时无进展则可诊断。

（2）对于经产妇，如行硬脊膜外镇痛，第二产程超过 3 小时无进展（包括胎头下降、旋转）可诊断为第二产程延长；如无硬脊膜外镇痛，第二产程超过 2 小时无进展则可诊断。

（顾　宁）

十一、足月妊娠引产

（induction of labor in term pregnancy）

【住院医师指令】

　　某医院妇产科住院医师，今天在产科门诊值班，接诊了一位妊娠 41 周的初产妇，没有产兆，孕妇一方面希望尽早临产，另一方面又担心引产会增加疼痛和剖宫产的风险。

【标准化患者（SP）信息】

　　患者 27 岁，诊断为 G_2P_0 妊娠 41 周待产 LOA，2 年前有 1 次早孕自然流产。否认药物、食物过敏史，否认外伤及手术史。孕前体重 50kg，身高 160cm，现在体重 64kg。孕期检查无明显异常，自觉胎动正常。宫高 35cm，腹围 100cm，估计胎儿体重 3500g。阴道检查：骨盆各径线正常，宫颈中位，质地中等，宫颈管 1cm，宫口未开，先露头，S-2。超声检查：LOA，BPD 95mm，HC 334mm，AC 347mm，Fl 74mm，AFI 100mm，胎盘位于宫底及子宫后壁。血常规、尿常规及胎心监护正常。

【问题】

　　问题 1. 请与孕妇沟通引产与期待治疗的利弊。

　　问题 2. 引产前还需要哪些评估？

　　问题 3. 选择哪一种引产方式？

　　问题 4. 孕妇表示选择引产，请与孕妇沟通引产的并发症及其预防。

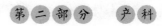

【评分标准】

序号	项目	评分细则	满分	得分	扣分原因
1	引产前沟通（20分）	孕期延长/过期妊娠的胎儿发生巨大儿、羊水过少、胎粪污染和死胎的风险增加；孕妇产程异常、会阴裂伤和剖宫产风险增加。因此对于妊娠满41周的女性，即使没有高危因素，也建议择期引产。如果孕妇拒绝引产，需要告知风险，行胎心监测和超声测量羊水指数，如果妊娠42周仍不临产，需要引产	10		
		足月妊娠引产的成功率为70% ~ 80%，引产不增加产程中的疼痛，可能增加胎心异常和绒毛膜羊膜炎风险	10		
2	引产前评估（25分）	核对预产期	5		
		化验结果及超声，排除引产禁忌	5		
		估计胎儿体重	5		
		行骨盆内测量，确认头先露，宫颈成熟度评分	5		
		胎心监护	5		
3	引产方式（20分）	对宫颈 Bishop 评分 < 6分者，引产前先用 Foley 尿管球囊或前列腺素促宫颈成熟	10		
		宫颈评分 ≥ 6分，行人工破膜后再给予缩宫素静脉滴注引产	10		
4	引产并发症（35分）	★子宫过度刺激：子宫过度刺激定义为10分钟内宫缩 ≥ 6次或一次宫缩持续时间 > 2分钟伴或不伴胎心率异常。宫缩过频的处理：①停用宫缩剂；②嘱孕妇左侧卧位；③持续胎心监护；④必要时给予宫缩抑制剂；⑤宫缩过频伴胎心监护Ⅲ类图形应考虑剖宫产	10		
		△急性绒毛膜羊膜炎：绒毛膜羊膜炎定义为孕妇体温 ≥ 38℃伴以下情况之一者：孕妇心率 > 100次/分，胎儿心动过速，子宫压痛，羊水异味，排除其他原因。绒毛膜羊膜炎的处理：体温 ≥ 38℃时应使用广谱抗生素：头孢西丁 2g，6小时1次；头孢西丁过敏者使用克林霉素 0.9g，8小时1次	10		

续表

序号	项目	评分细则	满分	得分	扣分原因
4	引产并发症（35分）	胎心监护异常的处理：①停用任何可以诱发宫缩的药物或其他因素；②阴道检查了解有无脐带脱垂、宫口扩张过速或胎头下降过快；③改变体位至左侧卧或右侧卧；④监测孕妇血压以排除低血压（扩容/肾上腺素）；⑤评估是否存在宫缩过频；⑥吸氧；⑦必要时使用宫缩抑制剂（心痛定10～20mg 口服）；⑧确定胎儿窘迫估计短时间内不能经阴道结束分娩者应剖宫产	10		
		破膜后，缩宫素引产18小时未进入活跃期诊断为引产失败。引产失败的产妇应请上级医师再次评估宫颈条件、骨盆及胎儿大小、胎心监护图形及感染指标后决定分娩方式	5		
考官签名			总分		

第一年规培住院医师（PGY1）：★△可选，余必选

第二年规培住院医师（PGY2）：△可选，余必选

第三年规培住院医师（PGY3）：全选

【解析】

足月妊娠引产是指在自然临产前通过药物或非药物手段促使产程发动，实现阴道分娩。引产是使胎儿及早脱离不良的宫内环境，解除与缓解孕妇合并症或并发症的一种措施。妊娠超过41周的女性，择期引产可以降低围产儿死亡率。对于有妊娠并发症的女性，如子痫前期、子痫、妊娠合并糖尿病、妊娠期肝内胆汁淤积症等，适时终止妊娠可以改善母儿预后。近年来引产率逐年升高，以美国为例，接受引产的女性由1990年的9.5%上升到2009年的23%。导致引产率升高因素很多，包括产科医生对高危妊娠认识的改变，引产手段的成熟以及产妇对引产接受度提高。

引产是否成功主要取决于宫颈成熟度。对于宫颈成熟的女性（Bishop评分≥6分），缩宫素引产的成功率为80%。对于宫颈不成熟的女性（Bishop评分<6分），可以阴道内给予前列腺素药物或使用羊膜腔外水囊促宫颈成熟。

前列腺素药物通过改变宫颈细胞外基质成分，刺激子宫平滑肌收缩，促进子宫平滑肌细胞间缝隙连接的形成实现软化宫颈、诱导分娩的作用。常用的前

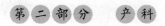

列腺素药物包括米索前列醇（PGE1）和前列腺素 E2 缓释剂（PGE2）。前列腺素引产成功率高，但是增加子宫过度刺激的风险，合并哮喘、青光眼、前列腺素过敏，以及瘢痕子宫的女性禁用。

Foley 尿管球囊具有价格低廉、易获得、易储存、较少引起子宫过度刺激的优点，适用于中晚期妊娠引产，以及既往有剖宫产史的女性引产。为了解 Foley 尿管球囊引产和 PGE2 相比是否可以降低剖宫产率，2011 年荷兰学者 Jozwiak 对 824 名女性进行了一项多中心前瞻性随机对照临床试验。研究结果发现，Foley 尿管球囊（注入 30mL 无菌生理盐水）引产组与前列腺素 E2 组相比，剖宫产率无显著差异（23% vs 20%，RR 1.13，95%CI 0.87 ~ 1.47），引产至分娩时间间隔延长。在剖宫产指征的比较中，Foley 尿管球囊引产组胎儿宫内窘迫者较少，而因产程停滞行剖宫产的女性较 PGE2 组更多。球囊引产组可疑产时感染的发生率、新生儿住院率更低。球囊引产组子宫过度刺激、产后出血的发生率低于 PGE2 组，但没有显著差异。球囊引产的主要禁忌证包括胎膜早破、生殖道感染、不明原因的阴道流血以及胎盘位置异常。

（顾　宁）

十二、剖宫产后阴道试产

（trial of labor after cesarean section）

【住院医师指令】

　　某医院妇产科住院医师，今天在产科病房，接诊了一名妊娠 39 周的女性，因规律宫缩急诊入院，既往有一次子宫下段剖宫产史。孕妇一方面希望阴道分娩，另一方面又担心有子宫破裂的风险。

【标准化患者（SP）信息】

　　孕妇 33 岁，诊断为 G_2P_1 妊娠 39 周临产 LOA，疤痕子宫。3 年前妊娠 39 周，胎膜早破，缩宫素引产 1 天后宫口未开，羊水 2 度，急诊剖宫产一男婴，3500g。产后出血不多，无发热，恢复顺利。否认药物、食物过敏史，否认其他手术史。孕前体重 55kg，身高 165cm，现在体重 65kg。孕期检查无明显异常，自觉胎动正常。宫高 33cm，腹围 98cm。阴道检查：宫颈中位，质地软，宫颈管展平，宫口 1cm，先露头，S-2。超声检查：BPD 94mm，HC 330mm，AC 338mm，Fl 75mm，AFI 130mm，胎盘位于子宫后壁中段，子宫下段瘢痕厚 4mm，肌层连续。血常规、尿常规及胎心监护正常。

【问题】

　　问题 1.试产前还需要进行哪些评估？

　　问题 2.请你与孕妇沟通试产的利弊。

　　问题 3.孕妇表示选择阴道试产，产程管理的关注点有哪些？

【评分标准】

序号	项目	评分细则	满分	得分	扣分原因
1	产前评估（35分）	孕妇的年龄、体重	5		
		前次剖宫产的时间、手术指征	5		
		前次手术恢复情况	5		

序号	项目	评分细则	满分	得分	扣分原因
1	产前评估（35分）	回顾孕期情况、化验，排除妊娠合并症和并发症	5		
		回顾超声，估计胎儿体重	5		
		骨盆内测量，确认头先露	5		
		胎心监护	5		
2	风险效益（30分）	阴道试产恢复快、产后并发症少，再次妊娠阴道分娩的成功率高。阴道分娩可以降低新生儿呼吸系统并发症的发生率	15		
		阴道试产总体成功率60%～80%，有产程、胎心异常中转剖宫产可能。阴道试产中转剖宫产者与择期剖宫产相比出血和感染的风险增加。子宫破裂风险0.5%～1%，一旦发生破裂需急诊手术，产妇有出血、感染、子宫切除风险，新生儿可能窒息甚至死亡	15		
3	产时管理（35分）	持续胎心监护	10		
		△产程停滞时首选人工破膜，谨慎选择缩宫素增缩	5		
		积极处理2小时后产程无进展可考虑剖宫产	5		
		★宫缩过频过强时停用宫缩剂，使用宫缩抑制剂	5		
		子宫破裂的征象包括：胎心监护异常、下腹痛、异常阴道流血和休克	5		
		发现胎心异常后尽快结束分娩	5		
考官签名			总分		

第一年规培住院医师（PGY1）：★△可选，余必选

第二年规培住院医师（PGY2）：△可选，余必选

第三年规培住院医师（PGY3）：全选

【解析】

剖宫产后再次妊娠的分娩方式有择期剖宫产（elective repeat cesarean section，ERCS）和阴道试产（trial of labor after cesarean section，TOLAC）两种。在各国报道中，试产者中60%～80%能够成功阴道分娩。对于既往有剖宫产史的女性，其有3种可能的分娩结局：TOLAC成功阴道分娩、TOLAC失败再次剖宫产和ERCS，其中TOLAC成功的女性并发症发生率最低，其次是ERCS。有关分娩方式的选择取决于产妇的临床情况、其对各种风险的承受能力，以及

医疗机构是否具备急诊剖宫产的能力。

1. TOLAC 的风险包括：

（1）子宫破裂：子宫破裂常导致母体出血和胎儿不良结局。就进行 TOLAC 的女性而言，100 例阴道试产中将出现 1 例子宫破裂，1000 例 TOLAC 中将出现 1 例新生儿死亡或严重神经损伤。相对而言，ERCS 的女性子宫破裂的绝对危险度仅为 1/4000。

（2）感染：TOLAC 和 ERCS 在母体感染率方面的差异无统计学意义。TOLAC 的女性产时绒毛膜羊膜炎发生率更高，但产后盆腔感染发生率低于剖宫产的女性。

（3）围生期子宫切除：在既往有剖宫产史的女性中，围生期子宫切除的风险约为 0.3%；TOLAC 并不会增加这一风险。

（4）出血和输血：TOLAC 或 ERCS 导致出血或输血的风险无显著差异。

（5）盆底损伤：ERCS 可避免临产和阴道分娩过程中发生会阴创伤的风险及其后遗症。

（6）孕妇死亡：对于 TOLAC 和 ERCS，孕妇死亡均是一种罕见的事件。一项系统评价显示，TOLAC 引起孕妇死亡的总体风险显著低于 ERCS（3.8/100000 vs 13.4/100000）。

（7）血栓栓塞：对于 TOLAC 和 ERCS，其产后静脉血栓形成或栓塞的风险似乎相同，且均很罕见。

（8）TOLAC 失败：在试产失败后转为剖宫产，可增加手术副损伤、出血性及感染性并发症（产后子宫内膜炎）的风险。

2. TOLAC 的获益包括：

（1）当自然临产时，TOLAC 的成功率最高，但有不可预测性。

（2）住院和恢复：TOLAC 成功者住院时间更短、产后并发症更少、更快恢复正常活动。远期获益包括不必严格避孕 2 年以上再妊娠，盆腔粘连、盆腔炎发生率降低，再次妊娠时阴道分娩成功率高。

（3）阴道分娩可以降低新生儿呼吸系统并发症的发生率。然而，TOLAC 中一旦出现严重并发症，新生儿死亡、重度窒息以及缺血缺氧性脑病的发生率均会增加。

3. TOLAC 适应证：

（1）孕妇及家属有阴道分娩意愿，充分了解风险。

（2）医疗机构有抢救阴道试产并发症的条件及相应的应急预案。

（3）既往有 1 次子宫下段横切口剖宫产史，且前次剖宫产手术顺利，切口无延伸，如期恢复，无晚期产后出血、产后感染等；除剖宫产切口外子宫无其他手术瘢痕。

（4）胎儿为头位。

（5）不存在前次剖宫产指征，也未出现新的剖宫产指征。

（6）2 次分娩间隔 ≥ 18 个月。

（7）B 超检查显示子宫前壁下段肌层连续。

（8）估计胎儿体重不足 4000g。

4. TOLAC 禁忌证包括：

（1）医疗单位不具备施行紧急剖宫产的条件。

（2）已有 2 次及以上子宫手术史。

（3）前次剖宫产为古典式剖宫产、子宫下段纵切口或 T 形切口。

（4）存在前次剖宫产指征。

（5）既往有子宫破裂史或有穿透宫腔的子宫肌瘤剔除术史。

（6）前次剖宫产有子宫切口并发症。

（7）超声检查显示胎盘附着于子宫瘢痕处。

（8）估计胎儿体重 ≥ 4000g。

（9）不适宜阴道分娩的内外科合并症或产科并发症。

对于进行 TOLAC 的产妇，其产时处理与无子宫瘢痕的产妇相似，但前者需对子宫破裂的征象进行更密切的监测，尤其是使用宫缩剂时。建议持续胎儿电子监护，观察胎心变异，了解胎儿宫内状态。关注孕妇主诉，监测生命体征，了解宫缩频率、强度及产程进展情况。对出现产程进展缓慢或停滞的产妇，需重新评估是否继续阴道试产，可放宽剖宫产指征。出现胎心异常、先兆子宫破裂或子宫破裂等征象时需紧急行剖宫产，尽快娩出胎儿，做好复苏准备，并且积极维持产妇生命体征，预防相关并发症。

（顾 宁）

十三、产后出血

（postpartum hemorrhage，PPH）

【住院医师指令】

　　某医院产科病房的住院医师，今天值班，接到产科病房护士的电话，一个阴道分娩后 4 小时的产妇起床时突然晕倒了。产妇 35 岁，3 年前顺产 1 名 3.5kg 的男婴。此次分娩过程顺利，新生儿体重 3.6kg。产妇现在面色苍白，心率 125 次 / 分，血压 90/60mmHg，阴道少量流血。

【标准化患者（SP）信息】

　　患者因"G_2P_1 妊娠 39 周临产 LOA" 4：00 入院，6：00 分娩一活男婴，体重 3.6kg，第一产程 4 小时，第二产程 15 分钟，第三产程 5 分钟。未行侧切，会阴无裂伤，胎盘自娩完整。产时出血 300mL，宫底脐下 1 指。产后观察出血 100mL。分娩前 Hb 11.8g/L。产妇的血型是 B 型 Rh 阳性。

【问题】

　　问题 1. 还需要补充询问哪些病史？

　　问题 2. 当你 10：00 到达病房，见患者神志清楚，面色苍白，心率 128 次 / 分，血压 92/60mmHg，诉头晕、乏力、心慌，宫底脐上 3 指，按压宫底看见暗红色血块经阴道排出。该产妇发生了什么并发症？

　　问题 3. 如何判断该患者产后出血原因？

　　问题 4. 发生失血性休克时急救措施有哪些？

　　问题 5. 患者 10：15 被带入产房 / 手术室，心电监护示心率 124 次 / 分，血压 92/60mmHg。检查会阴、阴道、宫颈无裂伤，考虑出血的原因为宫缩乏力。宫缩乏力性出血的处理原则？

　　问题 6. 清理患者宫腔积血块 800mL，床边超声检查示宫腔内无组织残留。按摩子宫，麦角新碱肌内注射。宫缩剂应用后，患者子宫收缩较前有所好转，双手挤压宫体，发现出血不能完全停止。宫缩乏力性出血的二线治疗方法有哪些？

问题 7. 予患者宫腔球囊填塞，球囊内注水 250mL，阴道流血停止，宫底脐上 1 指，阴道内纱条填塞。出血总量已达 1800mL，已输注晶体液 1500mL，胶体 500mL，氨甲环酸 2g，红细胞悬液 4U，血浆 400mL。现患者心率 100 次 / 分，血压 100/70mmHg。患者术后观察和注意事项有哪些？

【评分标准】

序号	项目	评分细则	满分	得分	扣分原因
1	问题 1（20 分）	产程、产时出血、是否侧切 / 裂伤、胎盘情况	20		
2	问题 2（10 分）	产后出血的诊断	10		
3	问题 3（10 分）	产后出血的原因	10		
4	问题 4（20 分）	失血性休克的急救	20		
5	问题 5（15 分）	宫缩乏力的处理原则	15		
6	问题 6（15 分）	△宫缩乏力的二线治疗	15		
7	问题 7（10 分）	★产后观察	10		
	考官签名		总分		

第一年规培住院医师（PGY1）：★△可选，余必选

第二年规培住院医师（PGY2）：△可选，余必选

第三年规培住院医师（PGY3）：全选

【解析】

问题 1：产程时长、产时出血量、是否有会阴侧切 / 裂伤、胎盘情况。

问题 2：产后出血，失血性休克。

问题 3：最可能的原因是宫缩乏力，但也要排除软产道裂伤以及胎盘残留导致的出血。

问题 4：应迅速查明病因，并针对出血原因积极止血。通知上级医生，加强生命体征监护、建立 2 条畅通的静脉通道，加快静脉补液速度，领血（拟输注红细胞 4 个单位，血浆 400mL），做好输血准备。按压宫底及腹主动脉，给予缩宫素静脉滴注。留置尿管并记录每小时尿量，查血常规、凝血功能。

问题 5：处理原则为压迫止血的同时，清除宫腔积血，应用二线宫缩剂刺激子宫收缩，减少出血。

问题 6：宫缩乏力性出血的二线治疗包括宫腔纱条填塞、宫腔球囊填塞、子宫压缩缝合、盆腔血管缝扎、子宫动脉栓塞以及子宫切除。

问题 7：术后还需继续观察生命体征、尿量、宫底高度、阴道出血情况，预防性应用抗生素，跟踪血常规和凝血功能的变化，维护内环境的稳定、水电解质平衡以及各重要脏器的功能稳定。

产后出血是指胎儿娩出后 24 小时内出血量超过 500mL。产后出血是分娩期最常见的并发症，也是我国孕产妇死亡的第一位原因。客观准确地测量产后出血量，及时识别产后出血，迅速止血以及正确抗休克、纠正凝血功能障碍是成功抢救的关键。

子宫收缩乏力是产后出血的最常见原因。宫缩乏力所致产后出血大多数通过宫缩剂和子宫按摩能得以控制。常用的宫缩剂包括缩宫素、前列腺素和麦角新碱。宫缩剂治疗无效时，应及时采用手术治疗。常用的二线治疗手段包括：宫腔填塞、子宫压缩缝合、盆腔血管缝扎和子宫动脉栓塞。二线治疗的成功率为 85% ~ 95%，治疗无效的患者为挽救生命需行子宫切除。

无法客观测量产后出血时，可以使用休克指数(心率/收缩压)推测其出血量。休克指数的正常范围为 0.5 ~ 0.7。产后出血量在 1000mL 以下时，通常休克指数 < 1；如果休克指数 1 ~ 1.5，表明失血量约占患者全部血容量的 20%（1000mL）左右；休克指数 1.5 ~ 2.0，表明失血量已达全部血容量的 30%（1500mL）左右；休克指数 > 2，则失血量达全部血容量的 50%（2500mL）以上。

失血性休克的抢救包括控制出血、维持组织灌注和氧供，休克的处理可以参考"30 原则"：①如果血压下降 > 30mmHg，脉搏增加超过 30 次 / 分，呼吸超过 30 次 / 分，提示存在严重的休克；②输注红细胞时的 Hct 达到 30%；③维持尿量 > 30mL/h。

最新循证医学资料显示，抢救创伤性出血时，大量输液导致的稀释性凝血功能障碍会加重患者的出血，在以晶体和红细胞为主的液体复苏患者中，34% 的患者会出现稀释性凝血功能障碍，甚至在晶体复苏仅 500mL 时，即有 10% 的患者存在凝血功能障碍。因此 FIGO 指南推荐：产后大出血患者的液体复苏以血制品为主，增加新鲜冰冻血浆的输注比例，以获得最佳的出血控制率和生存率。为防止稀释性凝血功能障碍加重患者出血，血浆和红细胞的配置比例为 1：1。

抗纤溶制剂氨甲环酸有阻断纤维蛋白溶解酶的效应，可减少外科围手术期的出血量，可以用于治疗产后出血。氨甲环酸常见的副作用有恶心、呕吐和血栓形成。

（顾 宁）

十四、产后发热

（puerperal fever）

【住院医师指令】

某医院妇产科的住院医师，今天在产科病房值班，一位产妇，31 岁，G_1P_1，妊娠 39 周因胎膜早破剖宫产，剖宫产后 3 天出现发热伴腹痛，最高体温 39.0℃，恶露伴异味。

【标准化患者（SP）信息】

自由职业者，31 岁，5 天前因为"破水"入院。3 天前，静脉滴注催产素 2 天后宫口仅开了 0.5cm，当时没有发热，剖宫产手术分娩，术后恢复还可以，但有下腹隐痛，恶露不多。

今天凌晨起发热，最高体温 39.0℃，用了热毛巾擦身体并且喝了很多热水，体温稍有下降，但是下午又升到 38.8℃，感到下腹痛加重，活动的时候明显，恶露有臭味。

没有咳嗽、咳痰，没有尿频、尿急、尿痛，没有呕吐和腹泻，乳房没有胀痛，大小便没有异常，但食欲睡眠不好。

体格检查：T 39.0℃，P 106 次 / 分，R 23 次 / 分，BP 100/51mmHg，心肺（－），双乳不胀，无红肿，未及硬结和压痛，腹软，剖宫产切口愈合好，无红肿硬结，无渗液溢脓，宫底脐下两指，压痛明显，无反跳痛和肌卫，双肾区叩击痛（－），四肢（－）。

妇科检查：外阴（－），阴道通畅，见少量血性分泌物，有异味；宫颈：举痛（＋）；子宫：如孕 5^+ 月大小，压痛（＋）；附件：双侧无明显压痛。

血常规：WBC 16.7×10^9/L，N 90%，Hb 102g/L，PLT 350×10^9/L，C 反应蛋白：89mg/L；尿常规：尿潜血（＋），尿白细胞（＋）。

超声提示：产后子宫，宫腔积液（30mm×15mm），子宫直肠窝积液（50mm×40mm）。

14 岁开始来月经，平时月经规则，出血量中等，没有痛经。此次是第一次怀孕，孕期检查没有特殊，没有阴道炎病史，孕期 GBS（−）。没有慢性病史，除了剖宫产没有做过其他手术，没有食物、药物过敏史，没有抽烟、饮酒嗜好，没有传染病史。25 岁结婚，丈夫身体健康，家族中没有慢性疾病及恶性肿瘤家族史。

希望医生帮助解决疑惑的问题：为什么会发烧？要用什么药物？大概什么时候能好？

【问题】

问题 1. 还需要补充询问哪些病史？

问题 2. 目前如何诊断及鉴别诊断？

问题 3. 治疗方案及预防措施是什么？

问题 4. 如何向产妇交代目前病情？

【评分标准】

序号	项目	评分细则	满分	得分	扣分原因
1	病史采集（30分）	剖宫产的原因、手术前有无发热、手术后的恢复情况	5		
		发热开始出现的时间、热峰、伴随症状（注意阴性症状询问）	5		
		孕期产检有无特殊	5		
		问诊发病以来的饮食、睡眠、二便等一般情况	5		
		既往史、个人史、家族史的询问	5		
		询问辅助检查结果	5		
2	体检（20分）	全身体检	10		
		专科体检	10		
3	诊断（20分）	诊断：子宫内膜炎	5		
		诊断依据充分	5		
		鉴别诊断正确	10		
4	治疗方案（20分）	★抗生素的选择及疗程	10		
		预防措施	10		
5	沟通预后（10分）	△告知目前的诊断、治疗方案及预后	5		
		给予心理安慰及疏导，指导	5		
	考官签名		总分		

第一年规培住院医师（PGY1）：★△可选，余必选

第二年规培住院医师（PGY2）：△可选，余必选

第三年规培住院医师（PGY3）：全选

【解析】

产后发热是指分娩24小时以后的10日内，每日测量体温4次，间隔4小时，有2次口腔温度大于或等于38℃或以上。产后发热一般由产褥感染（分娩期及产褥期生殖道受到病原体侵袭，引起局部或全身感染）引起。子宫内膜炎是产后发热的常见原因。感染由蜕膜开始，随后可能扩展至子宫肌层及宫旁组织。感染为多种微生物感染，一般包括2～3种来自下生殖道的需氧菌和厌氧菌的混合感染。剖宫产是发生产后子宫内膜炎最重要的危险因素。

产后子宫内膜炎的诊断是基于发生在产后女性的发热和子宫压痛的临床标准，其他支持诊断的体征和症状包括有异味的恶露、寒颤和下腹痛。

产后发热的鉴别诊断包括：手术部位感染、乳腺炎/乳房脓肿、尿路感染、肺炎和盆腔静脉血栓形成。

实验室检查的意义有限：中性粒细胞计数升高伴杆状核细胞数量增加提示感染。不常规进行子宫内膜培养。如果经验性抗生素治疗对患者无效，血培养可能有助于指导抗生素的使用。

产后子宫内膜炎的治疗目的是缓解症状及避免后遗症。①监测血压、体温、脉搏和出入量；②完善血常规、肝肾功能、C反应蛋白和血培养检查，对于重症感染需要查凝血功能、血气分析和血清乳酸；③经验性应用抗生素：应用能覆盖产β内酰胺酶厌氧菌的广谱抗生素。抗生素静脉给药直到患者获得临床改善并且持续24～48小时无发热。如果血培养呈阳性提示存在菌血症，在停用静脉抗生素后给予口服抗生素治疗，以完成共7日的抗生素治疗疗程；④使用抗生素后仍有高热，可使用退烧药。

对剖宫产患者，推荐预防应用抗生素及等待胎盘自行排出（而非人工剥离）以降低产后子宫内膜炎的风险。

（肖镇冬）

十五、静脉血栓预防

（venous thrombosis prevention）

【住院医师指令】

某医院妇产科的住院医师，今天在门诊值班，进来一位产妇，39 岁，G_1P_1，妊娠 36+1 周已产，剖宫产后 10 天发现左侧下肢肿胀，站立和行走时有疼痛感，抬高下肢可以缓解症状。

体格检查：T 37.5℃，P 90 次 / 分，R 20 次 / 分，BP 138/91mmHg，心肺（-），双乳不胀，腹软，剖宫产切口愈合好，宫底耻上两指，左下肢肿胀，伴压痛，局部无红肿，皮温正常，左侧大腿围 56cm，小腿围 43cm，右侧大腿围 55cm、小腿围 41cm，双上肢正常。

血常规：WBC 14.7×10^9/L，N 78%，Hb 102g/L，PLT 120×10^9/L；血浆 D-D 二聚体 14.5mg/L。

下肢血管超声：左下肢腘静脉血栓形成。

【标准化患者（SP）信息】

产妇 39 岁，10 天前因为血压高在当地医院做了剖宫产手术，术后恢复还可以，术后 5 天出院，出院后在家卧床休息。

今天开始感觉左侧小腿肿胀，走路的时候感觉刺痛，把腿抬高后略好转，右腿没有不舒服。吃饭睡觉、大小便都跟平时一样。

15 岁开始来月经，平时月经规则，出血量中等，没有痛经。此次是第一次怀孕，因"卵巢功能差"做了试管婴儿顺利怀孕，孕期一直在家保胎治疗。

孕前没有高血压，到 36 周感到头晕去医院检查，测量血压为 157/99mmHg，小便尿蛋白（+++），立即住院剖宫产，术后血压慢慢下降到 140/90mmHg 左右，自觉头晕减轻。

身高 158cm，怀孕前体重 75kg，手术前体重达 90kg。没有慢性病史，除了剖宫产没有做过其他手术，没有食物、药物过敏，没有抽烟、饮酒嗜好，没有传染病史。31 岁结婚，丈夫身体健康，父母都有高血压病史，家族中没有其他的慢性疾病及恶性肿瘤史。

希望医生帮助解决疑惑的问题：得了什么病，为什么会出现，要用什么药物治疗，大概什么时候能痊愈，是否影响哺乳？

【问题】

问题 1. 还需要补充询问哪些病史、完善哪些辅助检查？

问题 2. 目前的诊断是什么？

问题 3. 治疗方案及预防措施有哪些？

问题 4. 如何向产妇交代目前的病情？

【评分标准】

序号	项目	评分细则	满分	得分	扣分原因
1	病史采集（30分）	下肢肿胀开始出现的时间、伴随症状	5		
		剖宫产的原因、术后恢复情况，有无长期卧床	5		
		孕产史的询问，妊娠期产检有无特殊	5		
		问诊发病以来的饮食、睡眠、二便等一般情况	5		
		既往史、个人史、家族史的询问	5		
		询问辅助检查结果	5		
2	体检（20分）	全身体检	10		
		针对患肢的体检	10		
3	诊断（20分）	诊断：左下肢深静脉血栓	5		
		有哪些辅助检查可协助诊断（超声、MRI、D-D二聚体、可疑肺栓CTA）	5		
		★鉴别诊断正确	10		
4	治疗方案（20分）	△抗凝药物选择、使用剂量及周期	10		
		预防措施：早期活动、机械性预防、药物预防	10		
5	沟通预后（10分）	★告知目前的诊断、治疗方案及预后	5		
		给予心理安慰、疏导及指导	5		
考官签名			总分		

第一年规培住院医师（PGY1）：★△可选，余必选

第二年规培住院医师（PGY2）：△可选，余必选

第三年规培住院医师（PGY3）：全选

【解析】

妊娠期和产褥期是发生静脉血栓栓塞（VTE）的明确危险因素，妊娠女性中 VTE 发生率是非妊娠女性的 4 ～ 50 倍。VTE 在妊娠期可表现为孤立性下肢深静脉血栓形成（DVT）或者下肢血管中的血凝块脱落并进入肺部表现为肺栓塞（PE）。

下肢 DVT 在产后 6 周内发病率最高，左侧 DVT 和盆腔静脉血栓的发生率高于右侧。下肢静脉血栓的症状为肢体疼痛、肿胀，双侧小腿腿围差值超过 2cm，建议行近端静脉加压血管超声检查明确诊断。髂静脉血栓形成的症状包括整条腿肿胀，伴或不伴腰部、下腹部、臀部或背部疼痛，需行髂静脉多普勒超声、静脉造影或磁共振检查。

发生 DVT 后需尽快开始抗凝治疗，选择的药物有普通肝素和低分子量肝素（LMWH）。低分子量肝素降低了肝素诱发的血小板减少症及骨质疏松性骨折的风险，为指南中的推荐药物。妊娠女性不推荐使用口服直接凝血酶抑制剂、Xa 因子抑制剂。LMWH 推荐的初始剂量为：依诺肝素 1mg/kg，每 12 小时 1 次。使用 LMWH 期间可以母乳喂养。对仅有 VTE 一过性危险因素（如妊娠、剖宫产）的女性，抗凝总疗程（妊娠期 + 产后）至少为 3 ～ 6 个月。如有持续性危险因素（如易栓症）可能需要更长时间。

血栓性疾病高风险的女性应该于孕前或孕早期进行评估，制订妊娠期管理方案。孕期预防性抗凝的适用人群包括：既往有血栓病史的女性、易栓症（获得性和遗传性）、孕期长期卧床或制动以及孕期外科手术。剖宫产术后 VTE 的基础预防包括：①避免顺产后或剖宫产术后脱水；②尽早下床；③缩短住院日。对有中度静脉血栓风险的女性建议在剖宫产时及产后使用弹力袜。剖宫产术后使用 LMWH 预防性抗凝的指征包括：制动者（产前卧床超过 1 周）、严重产后出血、既往 VTE、易栓症、妊娠合并心脏病、妊娠合并系统性红斑狼疮、输血治疗和产褥感染。

（肖镇冬）

十六、超声胎儿结构筛查发现单脐动脉

（single umbilical artery on ultrasound）

【住院医师指令】

某医院妇产科的住院医师，今天在产科门诊值班，进来一位孕妇35岁，G_1P_0，孕21+4周，妊娠早期超声检查胎儿颈项透明层厚度NT 1.8mm，孕早期唐氏筛查低风险。中孕期超声胎儿结构筛查提示脐血管单脐动脉，未见其他明显的结构异常。

现来咨询胎儿预后及进一步检查方案。

【标准化患者（SP）信息】

小学教师，35岁，结婚3年第一次怀孕。孕早期超声NT检查提示正常范围。进行遗传咨询时医生告知年龄为高龄，建议绒毛穿刺，因担心流产风险拒绝。

经过咨询决定先进行孕早期唐氏筛查，提示为低风险。

孕21+周时进行胎儿结构筛查，发现单脐动脉，未见胎儿其他结构异常。内心非常忐忑，想知道胎儿是否有问题，是否需要进一步检查，将来如何监测？

【问题】

问题1.解释单脐动脉的意义，并注意到年龄问题。

问题2.提出可供选择的处理方法。

问题3.后续妊娠可能出现的情况及处理办法。

【评分标准】

序号	项目	评分细则	满分	得分	扣分原因
1	报告解读（35分）	解释单脐动脉为最常见的脐带异常	10		
		告知单独发生的单脐动脉多数预后良好	15		
		告知单脐动脉可能出现的相关问题	10		

续表

序号	项目	评分细则	满分	得分	扣分原因
2	讨论处理办法（50分）	提出我国母婴保健法对于高龄孕妇的相关规定	10		
		结合年龄、筛查风险和超声检查所发现的情况提出介入性产前诊断的必要性和相关风险	20		
		胎儿发展的阶段性，提出可供选择的检查方案及分析各方案的利弊	20		
3	继续妊娠可能情况（15分）	提出随访方案（28、32、36周监测胎儿生长）	15		
考官签名			总分		

【解析】

　　该案例主要是评价住院医师对单脐动脉的意义的理解，又加上高龄的风险，需要平衡临床处理指征与法规之间的矛盾，帮助孕妇了解情况，选择是否进一步行介入性产前诊断。不论进行何种选择，后续需超声随访。

　　对于单脐动脉的咨询，总体应该告知良性预后可能性大，在综合考虑各项因素的基础上，进行全面的咨询。

　　正常脐带含有 2 条动脉和 1 条静脉。单脐动脉（single umbilical artery, SUA）是指脐带解剖变异为只有 1 条脐动脉。SUA 可能单独存在，也可能伴有非整倍体或其他先天性异常。应对胎儿、脐带和胎盘进行全面的超声评估以查找胎儿畸形，尤其是泌尿生殖系统、心脏、胃肠道、骨骼肌肉和中枢神经系统畸形。SUA 婴儿的心脏畸形和肾脏畸形均明显多于无 SUA 的婴儿（心脏畸形 7.1% vs 0.4%，肾脏畸形 4.8% vs 1.7%）。

　　如果唐氏筛查或 NIPT 结果是低风险，大多数专家不推荐对单纯性 SUA 的胎儿行侵入性产前诊断。如果 SUA 并发胎儿畸形或非整倍体筛查为高风险，则应进行有创诊断性检查（染色体微阵列分析）。

　　单纯性 SUA 的胎儿发生小于孕龄儿（small for gestational age, SGA）的风险增加，因此建议妊娠 28 周、32 周和 36 周行超声检查，监测胎儿生长。

（朱湘玉）

十七、唐氏综合征筛查高风险

（screen positive for down syndrome screening for high risk）

【住院医师指令】

　　某医院妇产科的住院医师，今天在产科门诊值班，进来一位孕妇，27 岁，G_2P_1，孕 17+6 周，三年前足月顺产一女，出生情况好，出生后发育如同龄儿。此次妊娠早期超声检查胎儿 NT 1.3mm，未行孕早期唐氏筛查，中孕期唐氏筛查提示 21- 三体高风险。在当地咨询时，医生说孩子可能是智障儿，现来门诊咨询。

【标准化患者（SP）信息】

　　小卖部店主，27 岁，顺产一女，健康，孕期也无任何特殊情况。

　　此次妊娠在社区住院进行唐氏筛查时，提示 21- 三体高风险，社区医生说孩子可能是智障儿，心里非常担忧。双方家庭成员都非常健康，没有智力低下的人，迫切希望医生帮助解决疑惑的问题：明明生过一个正常的孩子，为什么还会有这样的情况？如果进行进一步检查，是否可以排除孩子智障的可能？听说羊水穿刺有风险，有人说无创 DNA 也可以检查，想知道是否可以选择做无创检查？

【问题】

　　问题 1. 解释唐氏筛查的原理及结果意义。

　　问题 2. 提出可供选择的处理方法。

　　问题 3. 对染色体结果正常，继续妊娠可能出现的情况进行一定的说明。

【评分标准】

序号	项目	评分细则	满分	得分	扣分原因
1	报告解读（30分）	核对孕周及筛查各项信息	10		
		唐氏筛查原理及结果判读标准、意义	10		
		高风险并非确定，也并非代表智障或21-三体	10		
2	讨论处理办法（50分）	提出可供选择的处理方法：建议羊水穿刺染色体检查 1）告知穿刺的风险 2）告知染色体检查的意义 3）告知染色体检查的局限性	30		
		解释 NIPT 的局限性 1）NIPT 的原理和检测范围 2）告知 NIPT 仅为筛查，并非诊断，不可取代羊水染色体检查	20		
3	继续妊娠可能出现的情况（20分）	告知常规产检的必要性	5		
		告知唐氏综合征与智力障碍的关系	5		
		告知唐氏儿产生的原理和发生的概率及高危因素	10		
	考官签名		总分		

三个阶段规培住院医师均全选

【解析】

该案例主要是评价住院医师对唐氏筛查、NIPT（母体血浆胎儿游离 DNA 筛查）、羊水穿刺染色体检查的原理、意义的理解以及如何消除患者预先接受的各类误解以及由此造成的焦虑情绪的能力。

唐氏筛查报告解读要求考生了解唐氏筛查的原理和影响因素，因此对基本信息的核对非常重要，尤其是年龄、孕周、体重。对唐氏筛查结果的意义需要明确，唐氏高风险并不仅仅代表21-三体，可能还有其他染色体异常的发生。

进一步处理方案的讨论要求考生充分了解唐氏筛查、NIPT、羊水穿刺的意义、价值和局限性，在 NIPT 与羊水穿刺之间的选择要根据孕妇的情况在使孕妇充分了解两者区别的情况下，让孕妇做出选择，而不是替孕妇做决定。

对唐氏综合征发生机制的解释可帮助孕妇了解为何无家族史仍可能发生的原因，也有助于其理解为何羊水穿刺结果正常，胎儿仍可能出现结构畸形或其他遗传学异常。

对于唐氏综合征血清学筛查高风险的孕妇，应告知胎儿染色体分析是诊断胎儿染色体疾病的方法。早孕期可进行绒毛取样，中孕期可进行诊断性羊膜腔穿刺。

检测母体血浆胎儿游离 DNA 是唐氏综合征的一种无创性产前筛查方法（Noninvasive prenatal testing, NIPT）。母体血浆胎儿游离 DNA 筛查唐氏综合征、18-三体以及 13-三体的敏感性分别为 99%、92% 和 80%。NIPT 的适用人群为：①血清学筛查、影像学检查显示为常见染色体非整倍体临界风险（即 $1/1000 \leqslant$ 唐氏综合征风险值 $< 1/270$，$1/1000 \leqslant 18$-三体综合征风险值 $< 1/350$）的孕妇；②有介入性产前诊断禁忌证者（先兆流产、发热、有出血倾向、感染未愈等）；③就诊时，患者为孕 20+6 周以上，错过血清学筛查最佳时间，或错过常规产前诊断时机，但要求降低 21-三体综合征、18-三体综合征、13-三体综合征风险的孕妇。而血清学筛查高风险孕妇属 NIPT 慎用人群，NIPT 阴性时仍可有残余风险。

（朱湘玉）

十八、早孕期胎儿超声检查发现无脑儿

（anencephaly diagnosed by early pregnancy ultrasound）

【住院医师指令】

某医院妇产科的住院医师，今天在产科门诊值班，进来一位 28 岁孕妇，G_1P_0，孕 12+3 周，行早期超声胎儿结构筛查时，提示"胎儿颅骨缺损，露脑畸形可能"。

现来门诊咨询。

【标准化患者（SP）信息】

银行职员，28 岁，有计划备孕，孕前 3 个月起服用多种维生素，包含叶酸 0.4mg。怀孕初期无阴道流血，无腹痛。有恶心、呕吐，持续至今，胃口较差，食量较前减少。超声检查时听超声医生说孩子有问题，心里很担心。

迫切希望医生帮助解决疑惑的问题：想了解发生的原因，下次怀孕是否会再遇到同样的情况。

【问题】

问题 1. 解释病情。

问题 2. 提出可供选择的处理方法。

问题 3. 进一步检查及再孕注意事项，提出可供选择的处理方法。

【评分标准】

序号	项目	评分细则	满分	得分	扣分原因
1	解释病情（30 分）	超声结果解释	15		
		病因及可能预后解释	15		
2	讨论处理办法（30 分）	提出可供选择的处理方法	15		
		终止妊娠流程解释	15		

序号	项目	评分细则	满分	得分	扣分原因
3	进一步检查及再孕注意事项（40分）	遗传学检测的必要性分析	10		
		再发风险评估	10		
		再孕时叶酸补充的必要性和用法	20		
考官签名			总分		

三个阶段规培住院医生均全选

【解析】

该案例主要是评价住院医师对如何将坏消息告知孕妇，进行有效咨询的能力。本例无脑儿诊断明确，需明确告知病情、讨论预后，并根据当地政策及孕妇情况告知后续处理流程及处理时限。对于孕妇对下一胎的顾虑，应充分解释疾病可能的病因，再发风险及预防方法、再次妊娠时的检查策略。应根据孕妇情况合理安排处理步骤。

神经管缺陷（neural tube defect，NTD）通常认为是多基因病或多因素疾病，目前遗传学检测能力有限。在充分告知和自主选择的原则下，可建议排除基因组或染色体疾病，无脑儿的再发风险为 4% ~ 5%。围妊娠期补充叶酸可减少 NTD 的再发风险。对于既往 NTD 妊娠史的女性，应在受孕前 1 ~ 3 个月开始补充叶酸 4mg/d，并在妊娠期前 12 周内维持该剂量，之后将剂量降至 0.4mg/d。再次妊娠建议行孕早期 NT 检查和超声胎儿结构筛查。如果流产胎儿无染色体异常，再次妊娠可行常规非整倍体筛查。如果流产胎儿染色体异常，再次妊娠可行绒毛穿刺产前诊断。

（朱湘玉）

附录一　妇科部分影像图例

（一）卵巢囊肿

超声提示：左侧卵巢内见大小为 50mm×50mm×40mm 的混合性回声包块，包膜完整，囊内见中强回声光团，畸胎瘤可能。

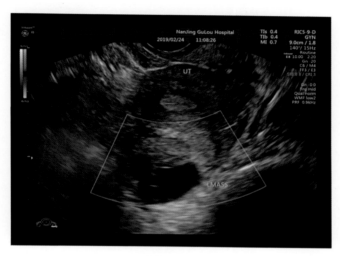

图 1-1A

超声提示：右侧卵巢大小正常

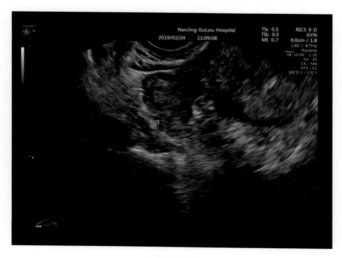

图 1-1B

（二）卵巢癌

超声提示：右侧附件区可见大小为 80mm×80mm×70mm 的囊实性包块，包膜完整，囊内见分隔，隔上见乳头凸向囊内，血流信号丰富，腹水卵巢癌可能。

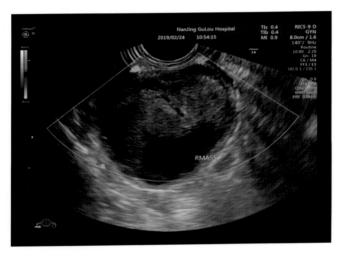

图 1-2

（三）功能性子宫出血

超声提示：前位子宫，正常大小，内膜厚 15mm，子宫内膜增厚。

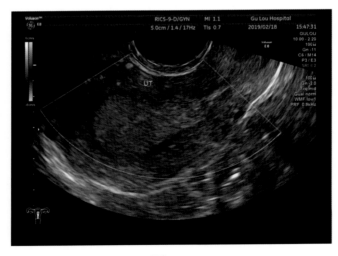

图 1-3

（四）多囊卵巢

超声提示：双侧卵巢增大，内有数个（>15）针尖样卵泡，呈车轮状排列，多囊卵巢。

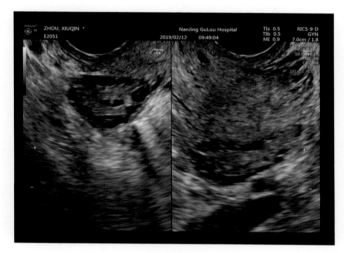

图 1-4

（附录一图片来源于南京鼓楼医院妇产科）

附录二 产科部分影像图例

（一）前置胎盘

超声提示：胎盘附着于子宫后壁下段，边缘越过宫内口达前壁，前壁胎盘上缘距宫内口 15mm，宫内口上方胎盘厚 9.5mm，后壁胎盘上缘位于宫底部。

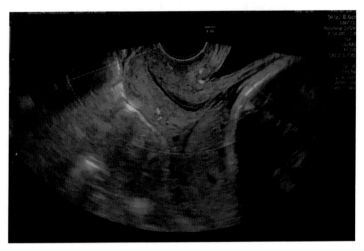

图 2-1

（二）胎心监护

产时胎心监护图形，走纸速度 1cm/min。

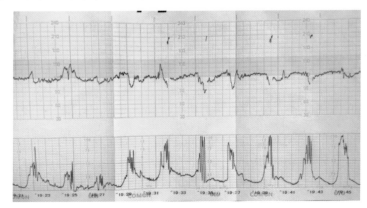

图 2-2

（附录二图片来源于南京鼓楼医院妇产科）